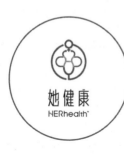

她健康
HERhealth

妇科专家
陪你度过更年期

主审 段 洁 莫琳玲 邹 颖
主编 孙爱军 耿秀荣 曾晓琴

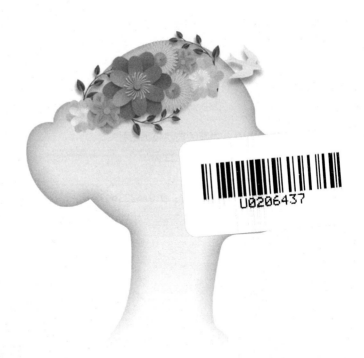

U0206437

中国健康传媒集团
中国医药科技出版社

内 容 提 要

本书着重介绍了女性更年期并发症，如妇科疾病、骨质疏松症、心血管疾病等病症的临床表现、防治方法及食疗、体疗等方面的知识，以一问一答形式将百余条简单明了的问题贯穿起来，旨在帮助进入更年期阶段的女性，了解更年期可能并发的疾病及其应对措施，起到自我监护、提高生命质量、延缓衰老等作用。本书编写视角新颖，内容科学实用，贴近生活，可供广大女性及其家属阅读参考。

图书在版编目（CIP）数据

妇科专家陪你度过更年期 / 孙爱军，耿秀荣，曾晓琴主编 . — 北京：中国医药科技出版社，2023.5

ISBN 978-7-5214-3807-9

Ⅰ . ①妇… Ⅱ . ①孙… ②耿… ③曾… Ⅲ . ①女性—更年期—保健—基本知识 Ⅳ . ① R711.75

中国国家版本馆 CIP 数据核字（2023）第 037789 号

美术编辑　陈君杞
版式设计　也　在

出版　**中国健康传媒集团** | 中国医药科技出版社
地址　北京市海淀区文慧园北路甲 22 号
邮编　100082
电话　发行：010-62227427　邮购：010-62236938
网址　www.cmstp.com
规格　710×1000mm $\frac{1}{16}$
印张　14
字数　207 千字
版次　2023 年 5 月第 1 版
印次　2023 年 5 月第 1 次印刷
印刷　三河市百盛印装有限公司
经销　全国各地新华书店
书号　ISBN 978-7-5214-3807-9
定价　**45.00 元**

获取新书信息、投稿、为图书纠错，请扫码联系我们。

编委会

前言

随着我国老龄化社会的不断深入，女性的寿命逐渐延长，生命中大约1/3 的时间将在绝经后度过，更年期女性数量逐年递增。

一提到"更年期"，人们就会联想到爱哭、爱闹、睡不着觉、脾气暴躁、无理取闹……其实，更年期本身不是病，但卵巢功能衰退所致的内分泌失衡和雌激素缺乏却给女性带来一系列与绝经相关的近期、中期、远期健康问题，甚至引发疾病，严重影响女性朋友的身心健康和生活质量。

更年期是女性全生命周期中非常重要的一个"分水岭"，是步入老年的"过渡阶段"，是预防老年疾病的关键时期。对于更年期女性来说，由于每个人的生活环境以及性格特点不同，其临床症状多种多样，持续时间因人而异，不同性格对于症状的影响也有所不同。

针对"多事之秋"的诸多问题，北京协和医院专家领衔整合全国优质医疗资源，联合各地多家医院 50 多名医生，他们怀揣仁爱之心，对临床工作中更年期女性最关心的问题进行梳理，用老百姓的话解答老百姓心中的疑惑，共同编写科普图书《妇科专家陪你度过更年期》。通过一问一答，让百姓了解令人惶惶不安的"更年期综合征"；不堪忍受的泌尿生殖道萎缩带来的难言苦衷；绝经后骨质疏松和心血管疾病的危险，等等。注重让更年期女性及其家属看得懂、记得住、学得会、做得到。字里行间都在苦口婆心地告诉女性朋友防大于治！重视预防，将健康保健的关口前移，为提高金色晚年生活质量提前植入"健康基因"，帮助女性朋友优雅步入金色老年。

编者

2023 年 1 月

目录

更年期远期并发症
——心血管疾病

更年期常见妇科疾病

更年期性激素治疗

更年期
近期症状

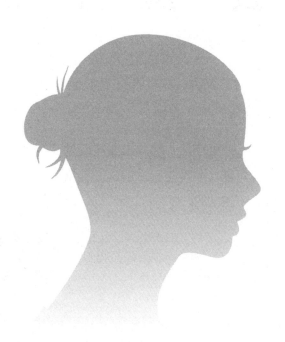

01/

更年期，为什么会"乱"出血呢

更年期"乱"出血有两种可能，一种是正常的，一种是不正常的。

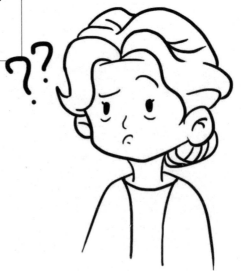

更年期月经"乱"是正常的吗？这有两种可能性，一种是正常的，月经"乱"是属于比较常见的女性更年期症状之一。另一种是不正常的，月经"乱"可能是某些疾病的外在体现，比如各种器质性疾病（如子宫肌瘤）或妊娠相关的问题（如流产），或是因一些医疗性操作和使用药物导致的出血，等等。

那么，"乱"出血到底是由哪些原因导致的？

第一大原因是生殖功能的衰退。进入更年期，卵巢功能衰退可能会导致"乱"出血，同时伴随皮肤弹性下降、阴道干涩、性交困难、性生活质量下降等。另外，还会出现功能失调性子宫出血，又称功血，无论其原因是有排卵的还是无排卵的，这在更年期以后发生率都是增加的。其中无排卵出血，源自于更年期以后不再发生排卵，没有黄体的形成，子宫内膜仅受单一的雌激素刺激而增殖，无法产生正常月经后半阶段分泌期的改变，时常会发生雌激素撤退出血，或者是雌激素突破性的出血。总而言之，这是一种无周期的异常月经，如果内膜没有孕激素的作用，就如同无人修剪的草坪，杂乱生长，而一旦有了孕激素保护内膜，就如同修剪后整齐的草坪一样，内膜则会整齐生长、整齐脱落而如期来月经。完全没有规律的子宫内膜脱落，将会引起完全没有规律的子宫出血，可以表现为月经周期、经期长短不一，甚至闭经，或者月经频发，出血量多少不定，等等，这都是月经没有规律的表现。另外，在功血当中，有20%~30%是有排卵功血，体现在月经间期、经前或月经总是淋漓不尽，这与体内的激素波动有关系，这种波动可以比喻为长江在流淌的过程中，如果遇到拐弯处，会发生一些水流流速的改变，那势必就会溅起浪花朵朵，这就如同是突破性的出血一般。

第二大原因是子宫的良性、恶性疾病，或一些全身性疾病的发生，也会导致"乱"出血。

02/

"乱"出血就是因为更年期吗

不一定，也可能是合并了其他病变。

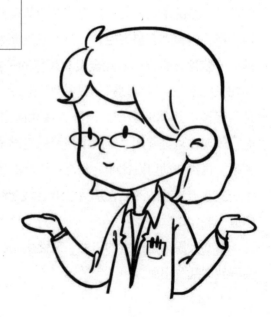

"乱"出血不一定是由更年期女性卵巢功能衰退，不排卵导致的，还有可能合并其他的问题。

排除怀孕相关的疾病

有可能大家会说：我都这么大年纪了，怎么可能还怀孕呢？其实是有可能的，只是概率低而已。流产、宫外孕、葡萄胎等都会引起不规则的出血。

排除全身系统的相关疾病

如凝血功能障碍、甲状腺疾病等会引起"乱"出血。还有一些女性上节育环后，会出现点滴出血、经期延长等症状。

排除盆腔器质性病变

如子宫肌瘤，尤其是子宫黏膜下肌瘤，会引起月经周期紊乱、月经量大、排卵期出血，等等。子宫内膜息肉、宫颈息肉，更严重的还有子宫内膜癌、宫颈癌等都会引起"乱"出血。

所以一旦出现"乱"出血的症状，大家千万不要想当然地认为自己就是进入了更年期而放任不管。出现这些情况，需要及时地到正规医院就诊，明确病因，排除其他器质性的病变，并且及时止血，纠正贫血。医生会通过药物治疗来调整月经周期，防止"乱"出血的复发。

总结一下，请大家一定要记住这三句话。

第一，月经改变是进入更年期的标志。40 岁以上的女性，10 个月内出现至少两次月经周期改变大于等于 7 天，表示进入了更年期。

第二，"乱"出血不一定是因为更年期。

第三，出现"乱"出血需及时就诊，选择专科门诊，规范化治疗。

03/

更年期月经紊乱的
危害有哪些

更年期月经紊乱会给很多
肿瘤的发生予以可乘之机。

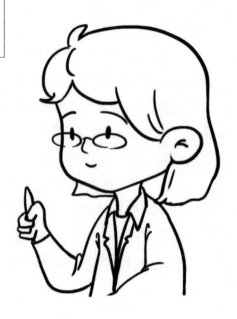

　　女性一生中，能用的卵泡数量极其有限。卵巢功能下降时，分泌的雌激素多，孕激素少，子宫内膜在单一雌激素作用下，只生长不脱落，月经刚开始表现为延迟，子宫内膜长得太厚了，就会发生突破性出血，导致月经淋漓不尽，要么来了不走，要么数月不来，一来就来势汹汹。

　　这时候的子宫内膜像极了无人管理的草坪，变得参差不齐、杂草丛生、野蛮生长，我们需要警惕坏人隐藏在杂草之中。围绝经期的子宫内膜极易发生病变，是由于此时的卵巢开始走下坡路，雌孕激素的分泌不稳定。育龄期的子宫内膜在雌孕激素的序贯作用下整齐剥脱，因而月经规律。而围绝经期的子宫内膜由于长期受到单一雌激素的刺激，失去孕激素的保护作用，很容易出现雌激素突破性出血。由于雌激素对身体的多个器官都有保护作用，卵泡的耗竭给许多肿瘤的发生予以可乘之机，最常见的就是子宫内膜癌、宫颈癌、卵巢癌，等等。这些肿瘤都可以表现出月经紊乱。千万不要觉得到了围绝经期，月经紊乱很正常，这种想法不仅会延误病情，甚至可能因拖延时间太久，失去生命。所以需要用外源性的激素治疗来管理围绝经期的子宫内膜，使其模拟正常的月经周期变化，同时要定期体检，进行防癌普查和宫颈癌筛查，做到早发现、早诊断、早治疗。

04/

不规则出血可以自己
买止血药吃吗

不可以，需要寻求
专业医生的帮助。

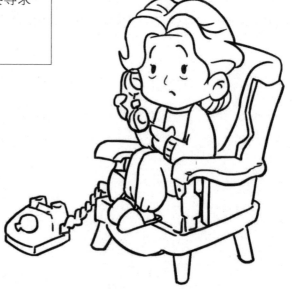

不少女性遭遇过月经周期紊乱、不规则出血的困境，特别是更年期女性朋友。当出现不规则阴道出血时要不要看医生？可不可以自己买止血药吃呢？

我们先来了解一下为何月经每月准时来潮，引起出血的常见原因有哪些，应该如何应对，最后再来回答前面提的问题。月经的来潮是子宫出血，从阴道排出。女性是在下丘脑－垂体－卵巢轴的精密调控下，由卵巢每个月产生卵子，成熟后排出，在排卵期没有受孕的情况下，卵巢黄体就开始萎缩，此时产生的雌、孕激素减少，子宫内膜得不到激素的滋润而出现坏死、剥脱、出血，形成了一次月经来潮。每个月排卵正常，子宫及阴道没有异常的情况下，月经就能按时来，形成规律的月经。周期28天左右，每周期变化的幅度小于7天，经期3~7天，经量50~80毫升，属于正常的月经。

不规则出血会给女性的生活、工作带来很大的困扰，失血过多还可导致贫血。不规则出血常见的原因有哪些呢？病因可分为有子宫结构改变的和无子宫结构改变的。最常见的原因是排卵功能障碍，占57.7%。对于不同的出血原因，处理的方式是不同的。

有子宫结构改变的：①子宫腺肌病，主要表现为痛经、月经过多和经期延长，可以使用药物和（或）手术治疗，如果有生育要求，也可保守治疗，之后再通过指导备孕和辅助生殖技术怀孕。整体而言，需要根据年龄、症状和有没有生育要求来决定下一步的治疗方案。②子宫肌瘤，它是一种良性肿瘤，主要表现为经量增多、经期延长，严重时可继发贫血。子宫肌瘤有保守治疗和手术治疗，这需要根据患者年龄、症状，肌瘤数目、位置以及有没有生育要求决定治疗方案。③子宫内膜病变，包括子宫内膜良性病变和子宫内膜恶性病变。子宫内膜良性病变如子宫内膜息肉，主要是子宫内膜局部过度增生所致，在宫腔镜下可以看到宫腔里面有多个光滑的肿物，最好的处理方法是宫腔镜下手术摘除。子宫内膜恶性病变如子宫内膜癌，需要手术治疗或加放化疗。

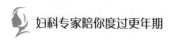

　　无子宫结构改变的出血，最常见的是排卵障碍所致的异常子宫出血，多见于青春期、绝经过渡期、多囊卵巢综合征、肥胖、高催乳素血症、甲状腺和肾上腺疾病，等等。

　　首先要判断清楚病因，然后止血调经、治疗原发疾病。对于有生育要求的患者，在调整月经周期和控制症状后，可考虑促排卵的治疗。对于其他类型的异常子宫出血，如凝血功能异常，要先治疗原发病，纠正凝血功能异常，同时给予止血调经治疗，必要时手术治疗。

　　总之，不规则出血的病因不同，治疗的方法也不同。当您出现不规则出血的时候，首先要寻求专业医生的帮助，医生会仔细地给您询问病史、完善检查，排查各种病因，制定合理的、个体化的治疗方案。

05/

更年期闭经了，
需要找医生吗

需要及时就诊，医生会帮助您缓解症状和预防晚期并发症的发生。

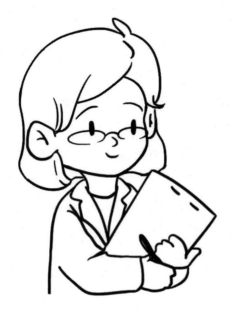

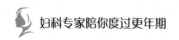

在回答这个问题之前，先了解一下卵巢及月经是怎么回事。

卵巢在女性一生中发挥着重要的作用。卵巢位于女性的盆腔，在子宫的双侧。女性的卵巢中含有许多的卵泡，从出生那一刻起卵泡就在不断减少。刚出生的时候卵泡数量为 200 万~300 万个，一生中所使用的卵泡却只有 400~500 个，其余 99.9% 的卵泡都死亡了。卵巢功能和卵泡数量、质量是息息相关的。卵泡数量只会越来越少，当卵泡耗竭后，即进入绝经期。

月经，从医学角度讲其实是卵泡发育的整个历程。卵巢中有许多卵泡，每个月都有一批卵泡被募集出来，但通常只有 1 个卵泡能发育成熟，其余卵泡都闭锁死亡了。这个优势卵泡逐渐增大，不断地分泌雌激素，在雌激素作用下子宫内膜处于增殖期，卵泡成熟后则会破裂，即排卵，排卵后同时又产生大量孕激素，孕激素使子宫内膜从增殖期转化为分泌期，如果没有妊娠，在黄体期的中晚期，雌、孕激素下降，子宫内膜完整剥脱，形成月经，完成分泌性激素（主要是雌激素和孕激素）功能。

雌激素和孕激素在女性身体内发挥着什么样的作用呢？

雌激素：育龄期是雌激素分泌功能最旺盛的阶段，雌激素可以维持育龄期女性皮肤细腻、水嫩、紧致，身材良好。另外，从皮肤到内脏、从头到脚，有很多雌激素的靶器官，得益于雌激素的保护，使女性免受骨骼系统、心血管系统、神经系统和泌尿生殖系统疾病的伤害。

孕激素：孕激素除了能协助雌激素完成生育功能以外，还能防止子宫内膜的过度增殖，避免子宫内膜癌的发生。

育龄期是女性卵巢功能最好的阶段，女性 40 岁以后，卵巢功能逐步衰竭，就进入了更年期。

更年期，从年龄划分，就是女性 40~65 岁的这段时间。这段时间包括从临床症状或血中激素水平最早开始出现卵巢功能减退相关表现到卵巢功能衰竭的过程。卵巢功能并不是立刻就衰退了，它需要一段逐渐过渡的时期。

更年期早期：在刚进入更年期时，由于卵巢衰老，雌激素会大幅度地下降，导致排卵障碍，此时首先缺乏的是孕激素（雌激素并不缺乏），从而出现月经紊乱（停经数月、淋漓出血或者大出血）。

更年期晚期：随着时间的推移，卵巢功能进一步地衰退，当卵泡耗竭时，即进入绝经期，没有排卵，没有月经，此时既缺乏雌激素，又缺乏孕激素。

更年期雌激素缺乏会引起身体哪些不适呢？

在早期主要是月经失调、潮热、盗汗、失眠、抑郁、易激惹、心境不稳、性欲减退等，这些表现很常见，也容易被忽视。

到了中期，主要以阴道黏膜萎缩、性交疼痛、泌尿生殖道萎缩、皮肤萎缩等躯体改变为主。

到了绝经的晚期，就涉及全身疾病，主要是心血管疾病、骨质疏松症、阿尔茨海默病等，这些疾病的发生严重影响了老年人的生活质量。而发病的过程是隐匿性的，一旦发生了心肌梗死或骨折，就太危险了。

疾病重点在于预防，因为这些严重的晚期疾病的发生与雌激素缺乏有关系，根据"缺什么，补什么"的原则，及时进行绝经后激素补充治疗是目前医学界公认的医疗措施之一。

既然是医疗措施，就需要医生根据您的身体健康情况、必要的化验检查和您自己的意愿综合诊断分析后进行个体化治疗。

综上所述，更年期闭经了，需要及时就诊，医生会帮助您缓解症状和预防晚期并发症的发生。

06/

更年期为什么总是出汗和脸红

雌激素水平下降是更年期女性体温调节变"敏感",从而引起潮热、出汗的原因。

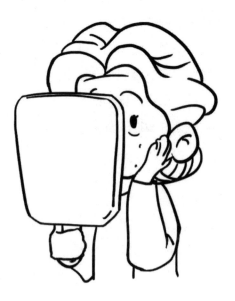

女性进入更年期最常见的一类表现就是面部潮红、潮热和出汗，发作时常猝不及防地感到一阵阵热浪自胸部涌向颈部及面部，甚至可达全身，每次持续数秒到数分钟不等，发作频率可能一天数次，乃至数十次，出汗也是不分昼夜，让人心烦、头晕，无法忍受，影响日常生活及睡眠。

这类表现的医学术语叫作"血管舒缩症状"，约 3/4 的女性在更年期会出现，那为什么会出现这样的症状呢？其实血管的舒张和收缩是身体调节体温的一种表现。然而调节体温是有一套程序的，它包括温度感受器、体温调节中枢、组织器官这几个重要组成部分。温度感受器就像"侦察兵"，时刻注意身体周围的温度变化，将这些变化传输给"指挥部"——体温调节中枢，它在大脑里一个叫作下丘脑的地方，把体温控制在一个上限和一个下限之间。当体温达到上限的时候，"指挥部"就会指挥"作战兵"——包括血管在内的各个组织器官活动，使得皮肤潮红以及出汗。当达到下限的时候，人体会发抖。而当下丘脑功能正常的时候，体感温度是不会太热也不会太冷的，特别舒适，恰到好处。这种"恰到好处"在医学上称为"热中性区"。

更年期的女性因体内雌激素水平下降，"热中性区"范围缩小，"侦察兵"周围温度微小的变化都会遭到"指挥部"的过度反应，比如当我们只是喝一杯热水的时候，下丘脑都会错误地认为人体太热了，它就会下达"指令"，包括打开皮肤表层的血管，增加血液流动，释放热量来降温，即表现出"血管舒缩症状"。简而言之，雌激素水平下降是更年期女性体温调节变"敏感"从而引起潮热、出汗的原因。

那么更年期的潮热、出汗忍一忍就能过去吗？除了潮热、出汗，在更年期还会面临哪些问题？遇到这些问题，该怎么办呢？不用着急，以下就会从这三个方面为大家一一解答。

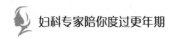

一、更年期的潮热、出汗忍一忍就能过去吗

答案是否定的。不同国家和地区的女性更年期的潮热、出汗持续时间不一，中国女性可能经历 4~5 年能逐渐缓解，而在欧美国家这种症状可以持续 10 余年。研究发现，潮热、出汗不仅影响女性个人情绪、工作和生活，影响家庭关系和谐，发生心血管事件包括心肌梗死、脑卒中及心力衰竭等的风险也会显著增高。

二、除了潮热、出汗，在更年期还会面临哪些问题

更年期除了潮热、出汗、爱哭爱闹、睡不着觉外，还有记不住事、憋不住尿、阴道干涩、失去兴趣等超过 100 种症状。研究显示，排名前 5 的更年期常见症状分别是泌尿系统症状、性交痛、易激动、心悸、失眠，其次还有月经紊乱、骨关节痛、肌肉疼痛、头痛等。而骨质疏松、心血管疾病、老年性痴呆等远期并发症，是女性老年期的隐患。更年期保健的目的之一，就是要提高女性老年期的生活质量，尽可能消除这些隐患。

三、更年期出现潮热、出汗，该怎么办

更年期出现不适的根本原因在于卵巢内卵泡耗竭引起的雌激素缺乏。如果您还能耐受，建议生活调理，无须治疗。如果潮热、出汗已经严重地影响到您的生活质量，出现失眠、乏力、抑郁、躁狂等问题，甚至影响学习、工作，就需要到医院就诊。妇科、内分泌专科医生会根据您的情况，开立相应的检查和化验，结合您自身基础病的情况，进行综合评估、全面指导，包括生活干预、运动干预来减缓症状，必要时会进行药物治疗，包

括激素治疗、中药调理等。激素治疗具体如何用药，需要医生结合您的自身情况，给予个体化指导。而这里所说的激素是性激素，不是家里常用的泼尼松类激素。性激素的使用有严格的适应证、禁忌证和慎用情况，一定要在专科医生的指导下用药。

07/

到了更年期，我怎么就"神经"了

究其根本原因，是伴随着卵巢功能的衰竭，出现了雌激素缺乏相关症状。

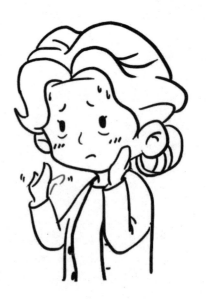

一、更年期"神经"的原因与表现

步入更年期后，为什么女性变得爱哭爱闹、睡不着觉、情绪失控、歇斯底里呢？究其根本原因，是伴随着卵巢功能的衰竭，出现了雌激素缺乏相关症状。除了皮肤改变、乳腺下垂、生殖器官萎缩、性欲减退外，主要的精神症状是忧郁、焦虑、多疑等，可有以下几种表现。

兴奋型

焦虑的核心症状是紧张、害怕、失眠，同时伴随记忆力和注意力障碍。焦虑也会伴随一系列的躯体症状，如肌肉紧张、感觉过敏、心跳加速、血压升高、恶心呕吐、胸闷喘憋及生殖泌尿系统症状、自主神经系统症状等。当整个躯体出现不适症状，但又查不出任何器质性病变的时候，就需要考虑是不是由焦虑引发的精神障碍。焦虑累积到一定程度，就会出现情绪烦躁、易激动、失眠、注意力不集中、多言多语、大声哭闹等兴奋型神经质样症状。

抑郁型

抑郁症是围绝经期女性面临的一个严重问题，表现为烦躁、抑郁、惊恐、自我封闭、固执、缺乏自信、行动迟缓、内心受挫感及自责自罪感等，严重者对外界冷淡，丧失情绪反应，甚至发展成严重的抑郁性神经官能症（表现为注意力障碍、情景记忆障碍、工作记忆障碍、执行功能障碍）。

临床比较常见的围绝经期抑郁症是指初次发病于围绝经期，以焦虑不安和情绪低落为主要症状的疾病，属于情感性精神障碍，发病年龄多在 45~55 岁。如何判断自己是

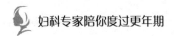

不是抑郁症呢？女性除了自我感知抑郁情绪外，还可以求助专业医生，在医生的综合评估下通过抑郁筛查量表进行筛查和诊断。

睡眠障碍型

45~49岁的女性中，23.6%存在睡眠困难，39.7%在50岁时仍有睡眠障碍，如难以入睡、睡眠不深、多梦易醒。在睡眠障碍人群中，绝经后女性比绝经前多3.4倍。更年期女性中有48%存在失眠。睡眠障碍的影响因素包括潮热、忧虑、抑郁、服用咖啡因及低雌二醇水平等。

二、如何应对更年期"神经"

更年期所有症状的根本原因是雌激素缺乏，可以去医院寻求妇科、内分泌科医生的帮助，必要时进行绝经激素治疗（MHT）。此外，还应该做到以下几点。

避免应激

若对某一应激源容易出现暴躁易怒或焦虑抑郁，那么尽量避免接触，比如自己更年期恰逢孩子青春期，可以暂时避免正面接触，同时请家人、朋友帮助看管孩子，等自己情绪调节好了，保持情绪稳定的状态下再和孩子进行对话，更有利于维持良好的家庭关系。

寻求社会支持

更年期女性的心理问题往往来源于自我的怀疑及家庭琐事的烦扰。此时，需要家人尤其是最亲密关系（丈夫）的支持和理解。不仅需要在心理上提供支持，还要在生活方面给予帮助。

保持健康的生活方式

合理膳食、规律作息、适当运动。研究表明，适当运动可以促进体内多巴胺的分泌，使情绪好转。瑜伽是更年期女性运动中非常不错的选择。瑜伽可以让我们感受身体、专注内在、舒缓紧张，随着每一个动作，每一次呼吸，身体都得以吐故纳新，焕发活力。也可以通过阅读一些心理知识方面的书籍了解自我。此外，通过正念引导、音乐引导这样的方式也可以调节自我情绪。最后，还可以选择逃离，也就是环境疗法，可以暂时离开封闭、压抑的环境，到大自然中去充分地放松自己。

更年期是女性的"多事之秋"，来自家庭、事业、情感和躯体的各种刺激让更年期女性异常敏感的神经更加脆弱和警觉。因此，更年期女性更要好好爱惜自己，正确了解自己的身体异常和情绪变化，通过寻求医生、亲人和朋友的帮助，调整自己，以积极的心态和强健的体魄来重塑自己，恢复昔日的"女神"风采。

08/

到了更年期，我怎么就看不见了

产生这种情况的原因主要是卵巢功能衰退，引起雌激素水平下降。

出现这种情况的根本原因是生理性、病理性或手术引起的卵巢功能衰退，卵巢分泌的雌激素减少。女性几乎全身所有的组织和器官均有雌激素受体的分布，接受雌激素的控制和支配，一旦雌激素减少，就会引起器官和组织的退行性变化而出现一系列的症状，包括潮热、盗汗、烦躁、眼花，等等。

先来认识一下眼球的基本解剖结构。人的眼球近似于球形，眼球壁分为外层、中层和内层。眼球壁外层由角膜和巩膜构成，又称为纤维膜层；

中层具有丰富的色素和血管，包括虹膜、睫状体和脉络膜三部分；内层是视网膜，是一层透明的膜，也是视觉形成的神经信息传递的第一站。房水、晶状体、玻璃体，这三者均是透明的，与角膜一起构成屈光介质，外界光线经过一系列折射和反射，最终成像在视网膜上。为了看清近距离的目标，眼睛需要增加晶体的曲率，从而增加眼的屈光力，这种为了看清近物而改变眼屈光力的功能称为眼调节。随着年龄的增长，眼调节能力下降，从而引发视近困难，需要另外增加凸透镜才能有清晰的近视力，这种现象称为老视。老视是一种生理现象，是由年龄增加引起的，不是屈光不正。对于女性而言，因为雌激素水平的下降，晶体纤维化加剧，睫状肌收缩能力下降，眼调节能力降低。随着围绝经期的到来，老视随之而至。老视的不适感觉因人而异，与个人的机体状态、用眼习惯、职业及爱好等因素有关，例如，一位从事近距离精细工作的人，对老视的主观感觉就会比以观看远距离车辆和交通灯为主要任务的交通警察来得强烈得多。

老视的主要表现为：①视近困难，患者会逐渐发现在往常习惯的工作距离阅读看不清楚小字体，看远的相对清楚，而且所需的阅读距离随着年龄的增加而增加。②阅读需要更强的照明度，刚开始时，晚上看书有些不舒适，因为晚上灯光较暗，随着时间的推移，即使在白天从事近距离工作，也易于疲劳，所以老视的人晚上看书喜欢用较亮的灯光，有些老人甚至喜欢在阳光下看书。③视近不能持久，因为眼调节力的减退，患者要在接近双眼调节极限的状态下近距离工作，所以不能持久，最后无法阅读，甚至会出现眼胀、流泪、头痛、眼部发痒等视觉疲劳的症状。

因此，更年期女性使用绝经激素治疗或许可以带来额外的好处——缓解老视。

09/

更年期眼花，
能调理好吗

可以通过选用合适的眼镜
或手术治疗来调理，更重要的
是调节生活方式和心态。

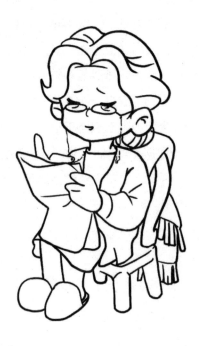

　　矫正老视的方法主要有以下三种：①佩戴框架眼镜是矫正老视的主要方法，借助凸透镜的力量代替调节，把近点移到习惯的工作距离以内。其中包括传统的单光（单焦）镜以及最近几年出现的双光（双焦）、多焦渐进片。②选用角膜接触镜。③手术治疗。随着技术的不断进步，矫正老视的手术方式出现多样化的发展趋势。

　　日常调护方面，首先需要克服不良的嗜好，少抽烟，不酗酒，不熬夜，也不要轻信广告宣传而滥用眼药，尽量避免长时间在昏暗的环境中阅读和工作。老年人要做好眼睛保健工作，及时治疗内科疾病。动脉硬化、高血压和糖尿病都会影响视网膜，严重的视网膜病变可导致失明，因此有这些内科疾病的人应该及时治疗以免因病情变化而影响视力。

　　坦然面对眼疾，克服恐惧的心理，该看病就看病，该手术就手术。佩戴正规验配的老花镜，不然会造成眼睛的长期疲劳。要保持心情舒畅，不要因为眼睛的疾患而悲观。

　　注重营养平衡，注意从食物中摄取充足的维生素和矿物质，必要时适当补充。可以多吃一些富含维生素 A 的食物，如动物肝脏、胡萝卜、西红柿、青椒、红椒、菠菜、红枣等。多吃富含蛋白质的食物，如肉、鱼类制品。多吃富含钙、磷、锌等矿物质的食物，如油菜、菠菜、黄豆、杏仁、紫菜、海带等。

　　另外，加强运动锻炼，这样有助于改善血液循环，延缓眼疾的发生及发展。尤其是球类运动，如乒乓球，可以改善老年人眼球的调节能力。但要注意的一点是，在户外运动应该尽量避免强光刺激，建议佩戴有色眼镜。

　　更年期眼花不可怕，早预防，早治疗，科学调理益处多。

10/

更年期，"排毒"
少了怎么办

月经血就是血液，并不是毒素，月经过少并不代表毒素蓄积。

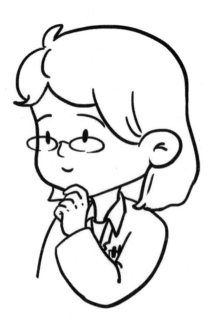

部分女性认为，月经是体内毒素的排出，如果月经量少，体内毒素就无法排出，从而感觉浑身憋胀，哪里都不舒服。

那么月经和体内毒素到底有没有关系呢？下面我们来揭开月经的神秘面纱。

月经其实是卵泡发育的整个历程。通常每个月只有1个卵泡发育成熟，随着卵泡逐渐增大，不断地分泌雌激素，当卵泡长到一定大小，则会发生破裂，即所谓的排卵，排卵后又产生另一种激素——孕激素。子宫内膜在雌激素的作用下处于增殖期，在孕激素的充分作用下由增殖期转化为分泌期，到了黄体晚期，雌、孕激素下降，子宫内膜脱落形成月经。

从月经形成过程可以看出，月经就是子宫内膜的脱落出血。其实，月经血95%来自血管内的血液，只有5%是组织间渗出的液体及脱落的阴道上皮细胞，所以月经血就是血液，并不是毒素。

医学上对于有排卵的女性，把月经周期正常，经量明显少于平时正常经量的1/2，或少于20毫升，或行经时间不足2天，甚或点滴即净者，称为月经过少。

要了解自己是否有排卵，有以下几种方法。

（1）卵泡监测：彩超动态监测卵泡的发育过程，监测有无排卵。

（2）基础体温监测：排卵后体温上升0.3~0.5℃，且持续一段时间。

（3）下次月经前5~9天，抽血检查孕激素：排卵后，孕激素较高。

如果通过监测，您有排卵，而且存在月经过少的问题，此时多考虑子宫内膜受损，如果您有生育要求，则需要到医院进一步诊治。

如果没有排卵，也需要到医院进一步诊治，了解不排卵的原因。

对于月经紊乱，月经量过少的女性，需要积极完善相关检查，排除器质性病变。

总而言之，月经血就是血液，并不是毒素。月经过少并不代表毒素蓄积，但可能表明您存在一些疾病，需要到医院进一步诊治。

更年期
中期症状

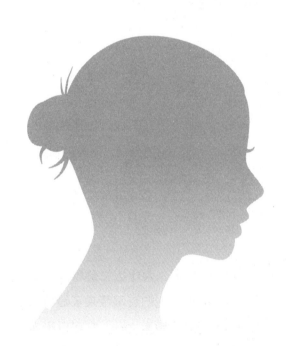

01/

更年期女性阴道干涩正常吗

> 正常。低雌激素水平是更年期女性阴道萎缩、干涩的原因。

到了更年期，为什么总是感觉阴道干涩，最简单的解释就是，到了更年期，卵巢功能的衰竭带来了雌激素水平的急剧下降。雌激素是女性体内最为重要的激素之一，它可以影响女性的方方面面，尤其是生殖系统。当女性绝经后，卵巢罢工，雌激素水平会急剧下降，导致阴道褶皱变浅，上皮的弹性丧失，整体的阴道腔会缩短变窄，扩张性变差，分泌物减少，阴道酸碱值（pH）升高。低雌激素水平是阴道萎缩、干涩的原因。

雌激素水平下降造成的外阴、阴道和膀胱、尿道改变，会导致围绝经期女性出现什么样的症状呢？如生殖道症状——阴道干涩、灼烧感和刺激感；性行为方面的症状——缺乏阴道润滑作用，性交不适或疼痛，以及性功能受损；泌尿道症状——尿急、排尿困难和复发性泌尿道感染。

阴道的这些改变意味着什么呢？

第一，意味着更容易出血。阴道上皮变窄使得它更容易受到创伤。遭受任何压力的时候，如同房或进行妇科检查会更容易导致阴道出血和溃疡。第二，意味着更容易感染。因为阴道上皮变薄，会暴露下面的结缔组织，所以更容易发生阴道感染。变薄的阴道上皮糖原含量低，这导致乳酸杆菌产生的乳酸减少，从而引起阴道 pH 升高，更容易发生假丝酵母菌感染、细菌性阴道病和滴虫感染。第三，盆底肌更容易受损。因为女性的泌尿道与生殖道的胚胎起源相同，均含有雌激素受体，膀胱、尿道、盆底肌肉组织和骨盆内筋膜同样会受到雌激素状态的影响，所以绝经也是盆腔脏器脱垂和压力性尿失禁的危险因素。

出现阴道干涩，该怎么办呢？应该根据病因进行有针对性的治疗，缓解绝经后女性的性欲减退、性交痛和阴道干涩。此时口服或局部补充雌激素，可以改善阴道润滑度，减少性交疼痛，还可以提高性欲，安抚更年期女性情绪，提高性功能。轻症患者可以使用非激素类阴道保湿剂和润滑剂。日常使用阴道保湿剂，并在同房时补充使用阴道润滑剂，可改善阴道干涩的症状。阴道保湿剂和润滑剂可以提高同房舒适度，并增加阴道润滑度，但不能逆转绝大多数阴道萎缩性改变，所以它们主要适用于症状轻微的患者。许多症状严重的患者还需要激素类药物或其他治疗，这时就需要前往医院找专业医师进行评估后再治疗。

02/

绝经后女性阴道总是干涩，这究竟是怎么了

这种情况医学上称为围绝经期泌尿生殖综合征，不注意外阴的清洁卫生、营养不良、吸烟酗酒、缺乏锻炼和不健康的性生活是其诱发因素。

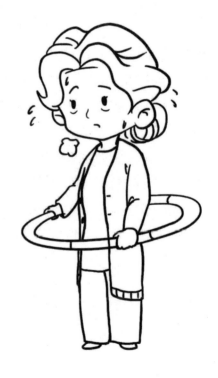

绝经后的女性，有时候会觉得阴道干涩不舒服，同房的时候也总是疼，很多人以为是炎症，就买各种外洗的药，每天洗，有时候一天洗好几次，可是越洗越难受，这究竟是怎么了？

医学上称之为围绝经期泌尿生殖综合征，是发生在围绝经期，并且可能会持续到绝经以后很多年的一系列症状。

一、围绝经期泌尿生殖综合征有哪些表现

泌尿道的症状

如尿频、尿急、夜尿增多，总感觉尿完了还想尿，总是尿不干净。反复的泌尿道感染。还有一些人会在打喷嚏、大笑、咳嗽的时候不自觉尿湿裤子，医学上诊断为尿失禁。

生殖道的症状

如阴道的干涩、疼痛，阴道分泌物增多，有异味。有时候还会出现性交后白带带血的情况。也有一些人会感觉阴道里面像堵着一个东西，甚至劳累以后，会有肉一样的东西从阴道里掉出来，需要卧床休息才能回纳，严重的时候，休息也不能回纳，需要用手把它推回去。这个肉一样的东西可能是子宫，也可能是阴道前后壁，在医学上这种表现统称为盆腔脏器脱垂。

性功能障碍的症状

同房的时候阴道干涩疼痛，性交困难，性交痛。

二、围绝经期泌尿生殖综合征是什么原因造成的，它和更年期有什么关系呢

更年期是女性一生中所要经历的一个特殊阶段。更年期的本质是卵巢功能的动态衰退，主要表现为卵巢所分泌的雌激素越来越少。体内雌激素水平波动性下降，引起身体各个器官和系统的功能障碍，包括泌尿生殖系统，所以围绝经期泌尿生殖综合征的直接原因就是雌激素水平的下降。

生殖系统方面，首先表现在外阴、阴道的黏膜萎缩变薄，弹性变差，组织脆性增加，抵抗力下降，细菌滋生，从而出现阴道干涩，反复的阴道炎症状。

盆底的肌肉和筋膜也会因为缺乏雌激素的作用而发生退行性改变，出现萎缩，肌肉松弛，弹性下降，收缩功能受损，无法很好地支撑盆腔里膀胱、子宫、直肠等脏器的正常位置，不能维持他们的正常功能，于是表现为膀胱、子宫、直肠的脱垂和尿失禁。

在泌尿道就表现为膀胱萎缩，膀胱容量减少，膀胱肌肉收缩力下降，从而出现尿频、排尿不畅、夜尿增多。尿道萎缩，尿道黏膜萎缩，导致尿道缩短，抵抗力下降，尿路感染反复出现。

因为阴道萎缩，阴道分泌物减少，阴道的黏膜缺乏润滑，导致性交痛、性交困难，甚至性生活以后阴道出血，使得女性对性生活产生恐惧，出现性功能障碍。

不注意外阴的清洁卫生、营养不良、吸烟酗酒、缺乏锻炼和不健康的性生活则是围绝经期泌尿生殖综合征的诱发因素。

03/

绝经后同房总是疼，是出现"炎症"了吗

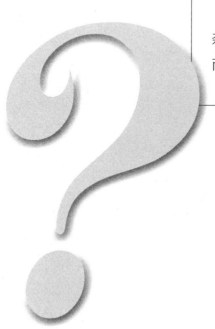

女性同房疼痛的原因很复杂，是否有"炎症"不能一概而论，具体问题要具体分析。

缺乏性知识，性前戏准备不足，在阴道还没有充分润滑的情况下直接进入，或同房幅度大，均可以导致疼痛。

精神因素可引起阴道痉挛性疼痛。

外阴炎、阴道炎、子宫内膜异位症、盆腔淤血综合征、盆腔炎等妇科疾病也可出现疼痛。

绝经后同房疼痛最常见的原因是绝经后女性雌激素水平下降，导致阴道口狭窄、阴道萎缩、阴道分泌物少、阴道干涩，从而出现性交困难、性交痛。如果同房痛的同时存在阴道分泌物明显增多、刺痛、瘙痒等症状，可能与老年性阴道炎有关，需及时前往医院完善检查，在医生的指导下进行针对性的治疗。

04/

为什么老年女性
白带分泌减少

绝经后白带减少的根本
原因是卵巢功能下降。

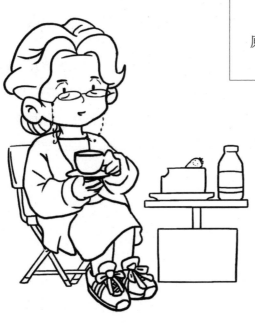

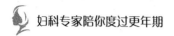

一、什么是白带

白带是女性从阴道里流出来的带有黏性的白色液体，它是由前庭大腺、子宫颈腺体、子宫内膜的分泌物，阴道黏膜的渗出液和脱落的阴道上皮细胞混合而成。白带的产生多与激素分泌有关，如雌激素和孕激素等。绝经前女性由于激素的周期性分泌，白带在不同时期会呈现不同的形态。

二、白带有哪些作用

（1）白带中含有乳酸杆菌、溶菌酶和抗体，因此白带有抑制细菌生长的作用。

（2）由于骨盆底肌肉的作用，女性阴道口闭合，前后壁紧贴，白带中的水分可使女性的阴道壁不受损伤。同时，性生活过程中白带会增多，这种湿润状态使女性的阴道润滑并富有弹性，有利于提高性生活的质量。

三、为什么老年女性白带分泌减少，甚至没有白带

绝经后的女性由于卵巢功能减退，雌激素水平降低，阴道上皮发生萎缩，皱襞消失，上皮变平滑，白带分泌减少甚至没有白带分泌，阴道呈苍白、淡粉、壁薄的表现，偶见出血点样改变。绝经4~5年后，阴道萎缩达到一定程度，部分老年女性会出现阴道干涩不适。因此，绝经后白带减少的根本原因是卵巢功能下降。

05/

绝经后为什么老患阴道炎

阴道炎是更年期女性的常见症状之一。

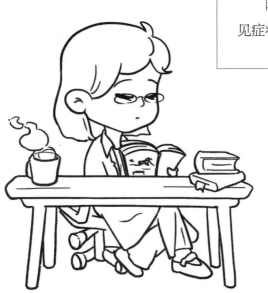

有调查显示绝经后女性泌尿生殖道萎缩发生率高达 85%，但 80% 患者没有告诉医生，近一半绝经后女性阴道干涩引发性生活问题，13% 绝经后女性反复发生尿路感染，泌尿生殖道感染成为困扰绝经后女性的常见病。

绝经后雌激素缺乏，女性阴道、尿道黏膜出现萎缩性的症状。这是一种非特异性阴道炎，常见于绝经后、双侧卵巢切除、卵巢早衰及盆腔放射治疗的女性，也就是雌激素水平低下的女性。

正常阴道内有多种微生物存在，这些微生物与宿主——阴道之间相互依赖、相互制约，达到动态平衡，并不致病。育龄期女性体内雌激素水平比较高，阴道表面的上皮增厚，糖原含量增加，后者可在乳酸杆菌的作用下转化为乳酸，维持阴道 pH ≤ 4.5 的酸性环境，而阴道酸性环境有利于乳酸杆菌生长，乳酸杆菌竞争抑制了其他病原菌的生长。

绝经后雌激素水平下降，阴道上皮萎缩，糖原持续减少，乳酸杆菌减少甚至消失，乳酸减少，阴道 pH 升高，防止肛周细菌侵入的天然屏障不复存在。这些潜在的病原体在阴道及尿道周围集中，使阴道、尿道容易受到感染，导致泌尿生殖道感染反复发生。

06/

更年期女性私处如何
护理才健康

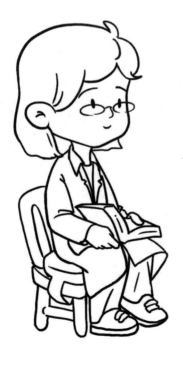

要注意做到以下几点。

要注意保持外阴清洁

由于女性的阴道位于尿道和肛门之间，与两者的距离都很近，非常容易发生细菌感染。因此，保持外阴清洁对预防阴道炎是非常必要的。

清洗外阴前要先洗净双手，用温水清洗外阴即可。清洗顺序一定要从前往后，从干净的地方往脏的地方洗，减少交叉感染的机会。先从前往后清洗外阴，再洗大、小阴唇，最后洗肛门周围及肛门，顺序不可颠倒，有条件的最好用喷头冲洗。

另外，正常情况下外阴清洁尽量避免使用碱性大的肥皂或高锰酸钾等化学物质，以免改变阴道正常的酸性环境。而且有些洗液里面会含一些化学药物成分，对外阴皮肤有刺激性，还可能导致皮肤过敏。

有条件每天洗澡一次者，随洗澡时清洗外阴即可，不必另洗。提倡淋浴，尽量不洗盆浴。平时每天用温水清洗外阴即可，健康情况下不要冲洗阴道。

每次房事前后都要认真清洗外阴

若每次房事前后不认真清洗外阴，在房事时，这些细菌就会被带入阴道。这样不仅容易引起妇科炎症，还可能感染男性，造成男性包皮龟头炎，甚至引起尿道炎。在房事中，除了要重视女性生殖器的清洁卫生外，男性生殖器的清洁也不容忽视。由于男性的包皮部位容易藏脏东西，所以房事之前，男性可以用一些比较温和的香皂，将包皮翻起来彻底清洗，以防细菌入侵引起感染。

私处的清洗要有自己专用的清洗用具

清洗用具在使用前后要洗干净。毛巾日久不见阳光，容易滋生细菌和真菌，因此每次使用后要晒干或在通风处晾干，最好在太阳下暴晒，有利于杀菌消毒。

注意大小便擦拭方法

大小便后擦拭时也要由前向后，并养成大便后用温水清洗的习惯，若由后向前擦拭，阴道口容易留有粪渍，从而污染阴道和尿道，粪渍内含有的肠道细菌会趁机进入阴道和尿道而引起炎症。

注意月经期间卫生

月经期间也要每天用温水洗外阴，要使用正规厂家生产的符合要求的卫生巾，并勤换卫生巾，最好是每次如厕就进行更换，这样也可以保持私处的卫生，减少细菌滋生。

注意内衣裤卫生

内裤要每天换洗，尽量置于通风干燥处晾晒，不可置于潮湿的卫生间内阴干。避免穿紧身内衣，因为潮湿的环境，病原体容易繁殖，建议选择透气好、吸湿性强的棉质内裤。

07/

到了更年期，我怎么就憋不住尿了

这与更年期雌激素水平降低，盆底肌肉松弛有关。

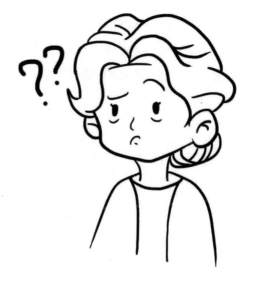

"笑尿了"的说法在近年来是很流行的，真的会有人在大笑的时候有尿不自主地流出来，而且这样的人还不少，所以并不只是更年期的女性才会有憋不住尿的现象。这种现象常见，但不正常，医学上称作尿失禁，是一种病，得治。

为什么会"笑尿了"呢？什么人容易"笑尿了"呢？"笑尿了"会有什么危害呢？要怎样预防和治疗呢？

排尿的过程：膀胱是一个储尿的装置，膀胱下方的尿道就是一个"水龙头"。不想排尿的时候，尿道是关闭的。尿道的开闭与尿道括约肌的张力有关，也与尿道和膀胱颈形成的漏斗状的夹角有关。排尿的时候，大脑命令尿道打开，膀胱逼尿肌收缩，尿道括约肌由紧张变松弛，尿道就开放了，储存在膀胱里的尿液就会从"水龙头"里流出来。如果尿道这个"水龙头"开关不灵敏，不想排尿的时候不能够很好地关闭，在大笑、咳嗽、打喷嚏的时候，尿液就会经过尿道溢出来，也就是尿失禁的现象。

如果盆底肌肉松弛，膀胱、尿道失去了支撑而下降，膀胱颈与尿道之间的夹角就会发生改变。盆底肌肉松弛，尿道括约肌也会变得松弛而发生功能障碍。这些都可能在储尿期使尿道不能很好地关闭，也就是"水龙头"不灵敏。

导致盆底肌肉松弛的原因：①长期的腹压增大：如妊娠、长期的慢性咳嗽、便秘、肥胖等。②盆底肌肉损伤：分娩、妇科手术导致盆底肌肉损伤，就像我们前面说的压力性尿失禁并不只是发生在更年期，也多发于妊娠过的女性。顺产，尤其是产程比较长，经过手术助产分娩的女性压力性尿失禁比剖宫产的还要常见。③更年期雌激素水平下降，盆底肌肉退行性改变而变得薄弱，失去弹性。所有这些原因都可能导致盆底肌肉松弛而发生功能障碍，从而引起盆腔脏器脱垂和压力性尿失禁。只是到了更年期和绝经以后，雌激素水平降低，盆底肌肉更加薄弱，尿失禁的症状就会比原来更加明显。

08/

子宫为什么会
"掉下来"呢

生育、产后过早参加重体力劳动、绝经后雌激素水平降低及肥胖等都是造成子宫脱垂的原因。

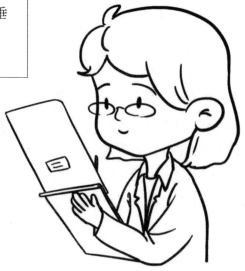

很多中老年朋友因为腰酸背痛、咳嗽漏尿、小便不畅，甚至觉得有东西从阴道脱出，就到医院去看病，结果被医生告知子宫脱垂，意思是子宫"掉下来"了。有些朋友听到这些话脑袋就像一团乱麻，一堆的疑问——子宫"掉下来"了？为什么会"掉下来"呀？为什么我的"掉下来"，别人的不"掉下来"呢？为什么我以前没有"掉下来"，现在"掉下来"呢？这严重吗？我该怎么办？别着急，接下来会从三个方面进行讲述。

一、什么情况叫子宫"掉下来"呢

正常情况下，盆腔有很多韧带，比如宫骶韧带像一双纤纤细手托住我们子宫的"细腰"，还有一对主韧带又短又粗，也是一双强有力的"手"扶住子宫的下段，这是盆腔里面的结构，也是子宫的悬吊装置。同时，在盆底还有很多肌肉和筋膜托住子宫，所以正常人的子宫没有那么容易"掉下来"。尽管如此，有这么多保护装置，还是有少数女性的子宫从正常位置"掉下来"，医学上叫作子宫脱垂。

二、医生是怎么检查的，如何进行分度呢

一般医生会让患者平卧于治疗床上，两脚蹬在脚蹬子上，向下用力憋气咳嗽，或者向下用力，像解大便一样，然后观察患者的子宫和阴道前后壁的表现，从而做出判断。国际上应用的判断方法是盆腔器官脱垂定量分度法（POP-Q），这个方法有些复杂，需要专业的医务人员来判断。作为普通大众，了解我国传统的分度方法即可。盆腔脏器脱垂分为三度。

（1）轻度：宫颈外口，即子宫的最底端还没有达到处女膜缘，且与处女膜缘的距离小于4厘米。

（2）中度：宫颈已经达到处女膜缘，阴道口可见到宫颈。

（3）重度：1型重度是宫颈脱出阴道口，但是宫体还在阴道内；2型重

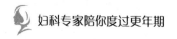
度是部分宫体脱出阴道口；3型重度是宫颈和宫体全部脱出阴道口。

三、子宫脱垂的常见原因有哪些

（1）与年龄有关，年龄越大，子宫脱垂的发生率越高。

（2）与妊娠分娩有关，怀孕足月以后孩子是很大的，还有羊水、胎盘，加起来有5千克以上，靠子宫韧带和盆底肌的张力把它托住，负担是很重的，所以肌纤维被拉伸得越来越长。若生产过程不顺利，需要助产手术，如需要下胎吸或者下产钳，很容易导致盆底肌肉和韧带损伤，进而引起子宫脱垂。

（3）产后过早参加重体力劳动，影响了盆底组织的恢复，削弱了子宫的支撑力，还有长期咳嗽、盆腔大量积液、举重物或者便秘，都会增加子宫脱垂的风险。

（4）肥胖是子宫脱垂的诱发因素，还有盆腔手术史、绝经后雌激素水平降低或者卵巢早衰。雌激素水平降低，引起盆底组织的萎缩、退化和薄弱等，亦是子宫脱垂的常见原因。

09/

怎么判断是否患有
盆底功能障碍呢

出现阴道块状肿物的脱出、排尿障碍、排便障碍及性功能障碍等可判定患有盆底功能障碍。

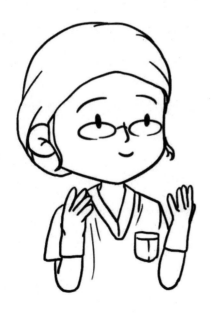

一、盆底功能障碍的高危因素

妊娠和分娩

无论是顺产还是剖宫产，妊娠的时候，腹部向前拱起，人体的重力轴线前移而压迫盆底的肌肉，从而导致盆底肌肉的劳损。分娩的时候，软产道及其周围组织的牵拉，盆底神经的损伤，也会引起盆底肌肉的损伤，收缩力量的减弱。如果产后不能充分恢复，就会引发盆底功能障碍性疾病。

绝经

中老年女性体内的雌激素水平降低，结缔组织更加薄弱，盆底肌肉的力量也会减弱，从而导致盆底功能随之下降，最常见的就是出现遗尿的现象或者遗尿的症状加重。

肥胖和腹压增大

像妊娠的时候一样，肥胖以及长期的腹压增加，如慢性咳嗽、便秘、长期从事蹲位负重等重体力劳动，都可能导致盆底肌肉受损。研究表明，女性的腰围越大，盆底功能障碍的风险就会越高。

盆腔手术治疗

盆腔手术治疗会导致盆底结构损伤，术中不能充分纠正，术后不能恢复。

先天性发育不良

先天性的发育不良导致盆底支撑结构的薄弱。

二、盆底功能障碍的临床表现

阴道块状肿物的脱出

患者初期可能会感觉阴道内有充实异物感，走路时下腹坠胀。在下蹲、长期站立或者劳累时，阴道内有肿物脱出，甚至在下体可以摸到一个肉一样的东西，轻症患者休息后肿物可以自行还纳，但是随着肿物脱出程度的加重，可能需要用手来帮助还纳，甚至不能还纳。长期的摩擦可能会出现肿物溃烂感染而导致阴道分泌物增多甚至出血。

排尿障碍

排尿障碍以各种尿失禁为主要表现，包括以下四种情况。

（1）压力性尿失禁：咳嗽、喷嚏、大笑、提重物时有漏尿现象。

（2）急迫性尿失禁：感觉尿急、尿频，来不及上厕所。

（3）膀胱过度综合征：以排尿次数增多，每天大于七八次为主要表现。

（4）尿潴留：总也尿不干净，甚至尿不出来。

排便障碍

便秘最常见，表现为大便困难，大便的次数少，排便完感觉没有排干净，甚至有时候需要用手去把大便挤出来。另外还有大便失禁，表现为想大便的时候控制不住，且不想大便的时候，也会不知不觉地有大便拉出来。

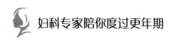

性功能障碍

性功能障碍表现为阴道松弛，阴道漏气。性生活的时候，有时会发出噗嗤噗嗤的声音，影响性生活的感受。一些女性因为性交痛而厌恶、恐惧、排斥性生活，从而表现为没有夫妻同房想法的性欲降低，性高潮缺失，影响家庭的幸福生活。

慢性盆腔痛

慢性盆腔痛表现为不同程度的腰酸背痛、下腹隐痛坠胀，劳累以后，或者夫妻同房后疼痛加重，却没有具体的疼痛部位，到医院检查也查不出明确的病因，无法给予有效的治疗。长此以往，疼痛的困扰和不被理解，可能会导致抑郁、焦虑等心理问题的发生。

三、患有盆底功能障碍该怎么办

到专业的医院，进行专科的检查，明确盆底功能障碍性疾病的诊断，以及病情的严重程度。然后在专业医生的指导下，采取正确的治疗方法。

（1）改善生活方式、盆底康复训练、心理干预、药物辅助等保守治疗，增强盆底支撑结构的力量，改善症状。

（2）必要时通过手术来恢复盆底解剖结构，恢复盆底功能，从而消除尿失禁、便失禁、盆腔脏器脱垂等症状，改善性生活的质量。

更年期
远期并发症

——骨质疏松

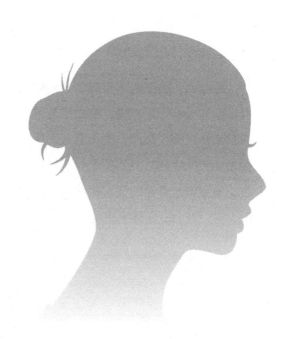

01/

为什么绝经后容易
发生骨质疏松

　　绝经后，雌激素水平降低，对破骨细胞的抑制作用减弱，破骨细胞的数量增多，凋亡减少，寿命延长，导致其骨吸收增强，骨形成小于骨吸收，雌激素对骨骼的保护作用随之减弱，久之就会发生骨质疏松。

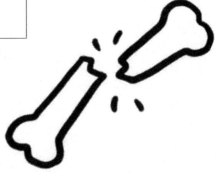

调查显示，我国50岁以上的女性，五个人当中就有一人有骨质疏松；65岁以上的女性，两个人当中就有一人有骨质疏松。女性发生骨质疏松的危险性高达40%，高于乳腺癌、子宫内膜癌和卵巢癌发生率的总和。骨质疏松号称是静悄悄的"杀手"。

一、骨质疏松的概念

成年人身体内有206块骨骼，它起到保护和支撑的作用，让人体有顺畅自如的呼吸、心脏的跳动，并保护器官在外力的影响下不受挤压。因为有了大小不等的骨骼和附着包裹的肌肉，我们才能够站起来自由地大步行走和活动。

骨骼需要足够的硬度和韧度维持骨强度，骨骼就好比一座高楼，支撑着身体，材料与结构共同决定了一座高楼的坚固程度。建造骨骼这座高楼的材料，是骨骼里面的有机质和无机质，就像钢筋、水泥和砖瓦。骨骼里面包裹成骨细胞和破骨细胞，还有骨细胞。其中成骨细胞就像建筑工人不断地给房子添砖加瓦，破骨细胞就像挖掘机，成骨细胞不断建设，破骨细胞不断破坏，就有了骨细胞的代谢——骨重建。

在儿童期和青春期，成骨细胞是增多的，所以孩子不断地长个。30岁达到骨量的高峰，35岁达到最高峰，之后破骨细胞逐渐增多，成骨细胞减少，骨形成少于骨破坏。挖掘机不断地将房子挖空，材质和结构出现了问题，导致房子的倒塌，就像骨骼当中的骨量低下，强度下降，出现了骨折，也就是骨头断了。通过这样的一个比喻，我们就不难理解骨质疏松的定义了。

二、骨质疏松为何偏爱绝经后女性

骨质疏松属于常见疾病，是一种以骨量低下、结构受损、骨脆性增加、易发生骨折为主要特征的全身骨性疾病。那它为何偏爱女性，尤其是绝经后的女性呢？

　　首先，骨量是反映骨骼强度的重要指标，女性和男性相比，在生命周期的任何时段，骨量都低于男性，所以女性更容易被骨质疏松所累。其次，女性还经历着特殊的妊娠、分娩、哺乳等一系列过程，几乎100%的健康孕妇分娩后都会有自身缺钙现象。在孕期，母体输送给胎儿的总钙量高达50克，而产后完全哺乳六个月，母体通过乳汁输送给宝宝的钙量亦高达50克。因此，整个孕期和哺乳期，母体骨钙流失严重，约占母体自身总钙量的7.5%，生育次数越多，生育间隔时间越短的女性，骨质疏松的发生风险越高。除此之外，部分女性为追求"骨感美"，采取各种手段减去体内的脂肪，导致体内脂肪缺乏，间接造成雌激素的缺乏，继而引起骨质疏松。还有部分女性喜欢吃甜食，生活中常偏食，这样往往无法摄入足够的营养，尤其是当摄入的蛋白质、矿物质和维生素达不到需求量时，会直接影响体内钙质的吸收，使骨密度降低。另外，过多的盐分和糖分均会影响人体对钙元素的吸收，尤其是不能摄入过多的盐分，它不仅会导致人体对钙质的吸收受阻，还会损害人体的肾功能。所以，不合理的饮食习惯也容易导致骨质疏松。相对而言，男性平常运动较多，女性平常运动会少一些，运动量不足，也会增加骨质疏松发生的风险。

　　最重要的一点是女性特有的绝经后激素水平的下降。女性有一个特别重要的器官——卵巢，它除了可以排卵，还可以分泌雌、孕激素，从女性青春期开始分泌，并逐渐增多。雌激素与女性身体内的雌激素受体结合，发挥着很大的作用，它可以让女性来月经、孕育生命、保持身材，同时，雌激素以及其他内分泌激素可以让骨骼强壮，血钙浓度增加。反之，在女性40岁以后，卵巢功能下降，雌激素分泌减少，它会让女性进入更年期。

　　更年期并不是一个医学名词，它是老百姓日常生活中的一个通俗说法，特指人从有生育能力过渡到没有生育能力这一阶段。如果女性40岁以后，10 个月内至少两次月经周期延长或缩短大于等于 7 天，就意味着可能进入了更年期。而绝经是月经的永久性停止。40 岁以上的女性停经 1 年，排除妊娠和其他可导致闭经的疾病，即可临床诊断为绝经。女性从更年期开始到绝经后 10 年的时间内，雌激素开始波动性地下降，雌激素对破骨细胞的抑制作用减弱，破骨细胞的数量增多，凋亡减少，寿命延长，导致其骨吸收增强，骨形成小于骨吸收，雌激素对骨骼的保护作用随之减弱。骨破坏增加，骨量开始快速地丢失，这也是绝经后女性容易发生骨质疏松的原因。

02/

腰腿疼得厉害是
骨质疏松了吗

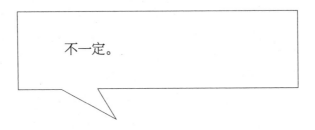

不一定。

前面提到骨的微结构受到破坏，骨小梁、骨膜下皮质骨破坏会引起疼痛；发生轻微的骨折，也会引起疼痛；低骨量，长期卧床，保持某一固定姿势，在活动的时候同样会出现疼痛；由于骨的微结构变化，甚至已经发生的骨折，会导致肌肉、韧带受力不均，亦会引起疼痛。骨质疏松的疼痛，可以发生在身体各个部位，多数为酸痛、胀痛，是可以忍受的；与活动关系密切，长时间的站、坐、躺或者劳累之后更容易出现；当伴有骨折时，原有的持续性疼痛会加重，部分患者还可伴有小腿的抽筋。

03/

库欣综合征跟骨质疏松有关吗

有关。

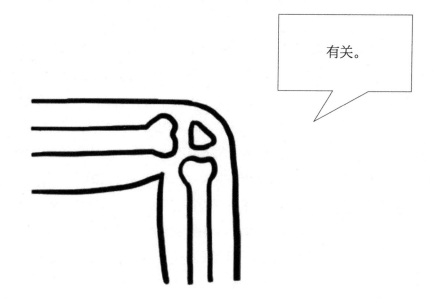

一、什么是库欣综合征

这是一种由糖皮质激素分泌过多导致的临床综合征，表现为向心性肥胖。什么叫向心性肥胖呢？就是以面部和躯干为主的肥胖，四肢并不胖，这样的面部表现称为满月脸。另外，激素的变化，还会导致高血压、骨质疏松等疾病。库欣综合征多发于 20~45 岁，女性多于男性。那它为什么会导致骨质疏松呢？这是由于皮质醇分泌增多，影响了全身糖蛋白的代谢，导致骨基质合成减少；同时破骨细胞活性增强，骨吸收增加，破骨细胞会导致骨的破坏，骨形成减少而骨破坏增加，就容易发生骨质疏松。另外，维生素 D 羟化受抑制，小肠对钙的吸收受影响。维生素 D 和钙，这二者是骨健康的基本营养素，它们的缺乏会增加骨质疏松的风险。由库欣综合征导致的骨质疏松，叫作继发性骨质疏松。

二、继发性骨质疏松的病因有哪些

继发性骨质疏松是由疾病或药物等原因所致，以骨量减少、骨微结构破坏、骨脆性增加、易于骨折为特点的全身性代谢性骨病。它的病因多种多样，比如内分泌代谢疾病：甲亢，由于甲状腺激素增多，作用于骨髓，使骨破坏增多，钙的排泄增多，从而导致骨质疏松；库欣综合征，如上文所述；性腺功能减退，是由于雌激素的下降影响骨形成；1 型糖尿病患者骨质疏松发生率增加可能与微血管病变有关；2 型糖尿病是否与低骨量有关，目前尚不明确。第二大类疾病——慢性肾脏疾病：比如慢性肾小球肾炎、慢性肾盂肾炎、肾病综合征等。这是由激素类药物的使用、蛋白的异常代谢、维生素 D 产生不足等原因引起的骨代谢异常。第三大类——结缔组织病：一方面这类患者自身免疫系统出现异常，导致骨吸收增强，骨形成减弱；另一方面，这类患者大多需要长期服用糖皮质激素，可以导致药物性的骨质疏松。第四大类——胃肠疾病，营养性疾病：如胃肠切除术后、慢性肝脏疾患、长期静脉营养支持治疗的疾病，与维生素 D、钙等吸收不良有关。最后一大类病因是药物的使用：比如糖皮质激素、免疫抑制剂、促性腺激素释放激素（GnRH）激动剂等药物的使用，都可导致继发性骨质疏松。

三、确诊了继发性骨质疏松，该怎么办呢

最主要的就是积极治疗原发病。同时注意补充骨骼健康的基本营养素，包括钙和维生素 D 等。在平时的饮食生活当中，注意多吃高钙食物，如牛奶、奶制品，一些海产品，还有深绿色的蔬菜；多进行户外活动，皮肤在日照下可以合成维生素 D，它可以促进钙的吸收，是骨骼形成的必需物质。

再次强调骨质疏松重在预防，愿大家都远离骨质疏松，远离骨质疏松性骨折。

04/

骨密度低就是骨质
疏松吗

不一定。

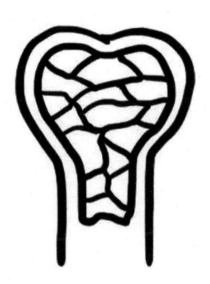

一、什么是骨密度

骨密度就是骨骼的矿物质密度，它反映的是骨骼的强度。骨密度降低，骨的强度相应减弱。骨强度越低，就越容易出现骨折。

二、什么情况下需要进行骨密度检测呢

（1）为了判断某人是否患有骨质疏松或是否有发生该病的风险。

（2）已经发生骨质疏松的人，为了判断治疗是否起效。

（3）世界卫生组织骨质疏松风险一分钟筛查表，筛查结果为阳性者需要进行骨密度检测。在这里需要强调的是，这并非老年人的"专利"，一些中年人甚至青年人也可能会出现骨质疏松。

三、哪种检测方式最好，如何判读结果

目前公认的是双能 X 线吸收法，它的结果准确性高，辐射量小。除此之外，还有定量CT和超声，但是由于辐射量高以及结果的客观性略差，所以不常用。

拿到一张骨密度检测报告，要如何判定它是否正常呢？对于老年人而言，我们最主要关心的是 T 值，它是与年轻人的骨量相比较得出来的结果。如果 T 值 ≥ −1.0，则骨密度是正常的；T 值在 −2.5 到 −1.0 之间，属于低骨量；T 值 ≤ −2.5，可认为是骨质疏松；T 值 ≤ −2.5 同时又发生了脆性骨折，则称为严重骨质疏松。在测量部位中，腰椎、股骨颈、大粗隆、全髋任何一个部位的 T 值 ≤ −2.5，都可以诊断为骨质疏松症。

四、如果确定是骨密度异常，又该怎么办呢

首先，我们要采取基础的防治措施，包括健康的生活方式——均衡饮食、充足日照、规律运动、戒烟戒酒、少喝咖啡和饮料。然后，要补充骨健康的基本营养素，主要是钙和维生素 D。钙可以通过食物和钙剂来获得，维生素 D 主要是在日光下由皮肤合成，所以要多晒太阳，必要的时候额外补充维生素 D 制剂。已经发生骨质疏松的人，要进行抗骨质疏松治疗，包括骨吸收的抑制剂、骨形成的促进剂，还有绝经激素治疗，以及一些中成药。

关注骨密度，关注骨健康。骨质疏松重在预防。

05/

怎么知道骨质是否正常呢

可以通过以下几种方法初步筛查。

我们身边很多人进入 40 岁以后出现了腰酸背痛，年龄更大一点的人会出现弯腰驼背或身高变矮的情况，有的人甚至轻微的摔跤就容易发生骨折。看到这些，不禁令人担心，这到底是怎么回事啊？不会是骨质疏松了吧？那我的骨质正常吗？接下来，我们就来聊一聊骨质正常与否这回事。

正常的骨量随着年龄的变化也有一个曲线变化。人的一生中骨骼要经过三个时期，第一个是骨的生长建造期，第二个是骨重建平衡期，第三个是骨量丢失 – 骨重建偶联的失衡期。女性 30~35 岁骨质达到高峰，然后骨量逐渐向下走，女性的骨量曲线看起来比男性的骨量曲线走得更快，下降得更陡一些，尤其是进入更年期和老年期以后显得更陡，所以需要特别关注这两个时期。

提到骨质疏松，我们应该对它有一个最基本的认识。骨质疏松症是一种以骨量降低，骨微结构破坏，导致骨脆性增加，容易发生骨折为特征的全身性骨疾病。那么为什么会形成骨质疏松呢？这是由于成骨细胞和破骨细胞活性的失衡，破骨细胞的活性远远大于成骨细胞的活性，导致骨的形成和骨的吸收失衡，骨的质量下降，脆性增加，从而发生了骨质疏松。

当出现什么情况时，需要警惕骨质疏松呢？比如您是处于已绝经的状态；或者年龄大于等于 65 岁；或者跟种族有关系，体形比较瘦小，体重小于 57 千克；或者您的母亲有脆性骨折的病史，或者您本身是 40 岁以后有脆性骨折的病史；或者长期服用一些药物；或者有不良的生活习惯，如抽烟、喝酒；或者平素低钙饮食，或运动比较少，或者日照时间不足；或者有一些影响骨代谢的疾病，比如甲状腺疾病，等等。在这些情况下，建议多关注自身的骨质是否正常。

如何进行初步的筛查判断呢？有几个简便的方法，第一个方法是用体重减年龄，得到一个风险指数。如果它大于 −1，则风险比较低；如果小于 −4，则属于高风险，要立即到医院诊治；如果在 −1 到 −4 之间，则是中风险，最好也去医院咨询确定一下。举个例子，比如您的体重是 50 千克，年龄是 40 岁，那么 50−40=10，它大于 −1，则属于低风险，即发生骨质疏松的风险比较低。再者，同样体重还是 50 千克，年龄到了 60 岁，那么 50−60=−10，它小于 −4，则属于高风险区，需要立即到医院诊治。有专家已经建议，50 岁以上的人应该积极地进行自我检测，若同时患有哮喘、甲状腺疾病，或者用过激素类药物，更应该及早去做这些测试。

第二个方法是依据年龄和体重的关系来判定，年龄越大，体重越轻，就越容易患骨质疏松。比如年龄是 65 岁，体重只有 40 千克，属于骨质疏松高风险人群；而同样是 65 岁，如果体重是 50 千克，就属于骨质疏松中风险人群，可见体形瘦小是一个高风险因素。

第三个方法是比较专业的，需要到医院进行专业的检测，叫作双能 X 线骨密度检测，通常用 T 值来进行判断。当 T 值 ≥ −1，在 −1 和 0 的区域，这是属于正常的骨量；如果 −2.5 < T 值 < −1，属于骨质缺乏；T 值 ≤ −2.5，属于骨质疏松的区域；如果 T 值 ≤ −2.5，再加上脆性骨折病史，那就表明患有严重的骨质疏松症。这是它的一个基本分度。

第四个方法是骨代谢生化指标的检测，通常包括四个方面的调节指标：第一个是钙磷代谢调节指标；第二个是骨形成的标志物；第三个是骨吸收的标志物；第四个是激素与细胞因子。这个方法比较专业，需要交给专业医生来判断。

通过前面的一些粗略和专业的判断以后，可以大致得出结论，如果骨质不正常怎么办呢？此时病情分为三个程度：低风险，中风险，高风险。低风险人群给予基础措施的治疗即可，中风险要酌情治疗，高风险是必须治疗的。低风险人群的基础措施的治疗包括什么呢？包括调整生活方式和骨健康的基本补充剂。调整生活方式包括多吃一些富含钙的食物，同时低盐饮食，还有补充适量的蛋白质；注意适当的户外运动；避免抽烟酗酒；慎用影响骨代谢的药物；采取防止跌倒的各种措施。还有骨健康基本的补充剂，包括我们常说的钙剂和维生素 D 等。对于高风险人群，药物治疗是必需的。药物治疗包括抗骨吸收的药物和促进骨形成的药物，还有一些多重机制的药物，但是这些都必须在医生的专业指导下应用。

06/

做个超声就知道是否骨质疏松了吗

检测骨质疏松的方法有多种，通过超声检测是其中一种方法。

一、骨质疏松的检测方法有哪些

第一种检测方法是定量超声，优点是没有辐射，操作简便，价格也便宜，尤其适用于妊娠期的女性；缺点是仅能测定浅表的骨骼，对于深部的骨骼不能测定，精确度不稳定，与操作人员的主观性有一定关系，而且目前尚无统一的诊断标准，不能替代腰椎和髋部骨量的直接测定。

第二种检测方法是定量 CT，优点是检测结果不受骨体积大小的影响；缺点是辐射剂量大，检测费用高，精密度不及双能 X 线吸收法。定量超声和定量 CT 在我们骨密度的检测当中并不常用。

第三种检测方法是双能 X 线吸收法，它是通过高低能量的两种射线来区分骨组织与软组织，能非常精确地测量出人体的骨密度。世界卫生组织把它作为诊断骨质疏松症的金标准，这也是我们临床当中最常用的检测方法。

二、哪些人需要进行检测

主要有两种情况，第一是为了判断某人是否患有骨质疏松或是否有发生该病的风险。这种风险的判断目前有几种工具可以使用，下文为大家介绍。第二种情况是已经患有骨质疏松的人，为了判断治疗是否起效。

下面介绍风险评估工具。其中一种叫作骨质疏松风险一分钟测试题，在这 19 个问题当中，如果有任何一题答案为是，风险即为阳性，建议进行骨密度检测，这个测试题在网上可以搜索到。第二种叫作亚洲人骨质疏松自我筛查工具，它是依据年龄和体重来判定，年龄越大，体重越低，风险越高；年龄越小，体重越大，风险越低。如果判定为中风险或者高风险，就建议进行骨密度的检测。

07/

什么时候该去医院检查
是否患有骨质疏松

当出现腰背酸痛、身高变矮和脆性骨折等症状时需要去医院检查是否患有骨质疏松。

预防骨质疏松，早期的识别、诊断、干预其实是非常重要的。有些人会表现为腰背部的疼痛，或者全身的骨痛，疼痛通常会在翻身时、坐起时或者长时间行走后出现，夜间或者负重活动时疼痛加重，并可能有肌肉的痉挛，甚至活动受限。有些人会表现为弯腰驼背，身高变矮。严重的腰椎压缩性骨折可能会导致腹部脏器功能的异常，引起便秘、腹痛、腹胀、食欲减退等不适。多发性的腰椎压缩性骨折可导致胸廓畸形，甚至影响心肺功能。还有一种表现是脆性骨折，它通常是在日常生活中受到轻微外力时发生的骨折，骨折发生的部位多见于椎体、髋部、前臂的远端等，自我评估、及时就医很重要。

通过风险评估工具可以进行自我评估。对于有高危因素的人群，可以进行骨密度的检测，目前这是诊断骨质疏松的金标准。风险评估的工具包括骨质疏松风险的一分钟测试题，里面一共有 19 道测试题，从不可控的因素到可控的因素，生活方式，等等。不可控的因素涉及是否绝经，是否年龄大，是否父母中有一人驼背；可控的因素涉及是否大量饮酒，是否抽烟，每天的运动量是否少于 30 分钟，每天从事户外活动时间是否少于 10 分钟，有没有服用维生素 D。在这 19 道测试题中，只要有一题回答结果为是，即为阳性，提示存在骨质疏松的风险，并建议进行骨密度的检测或者骨折风险因子评估工具（FRAX）的风险评估。还有一种风险评估的工具，是亚洲人骨质疏松自我筛查工具（OSTA），它是以体质量千克为单位，减去年龄，差值乘以 0.2，指数 > −1 则风险级别是低的，指数在 −1 到 −4 之间则风险级别是中等，指数 < −4 是有高风险。举例说明，体重 50 千克，年龄 85 岁的人，风险程度为 50 减去 85 的差值乘以 0.2 等于 −7，结果 < −4，说明患骨质疏松症的风险是高的。我们还可以通过 FRAX 工具来评估未来十年发生骨质疏松性骨折的概率，但它不适用于已经诊断骨质疏松或者已经发生脆性骨折及已经接受有效抗骨质疏松药物治疗的人群。目前公认的是双能 X 线吸收检测法来检测骨密度，T 值 ≥ −1 提示骨量正常，T 值在 −2.5 到 −1 之间提示低骨量，T 值 ≤ −2.5 提示骨质疏松。该疾病的诊断流程就是骨质疏松的风险评估一分钟测试题结果阳性，OSTA 指数 < −1，还有其他骨质疏松症的危险因素，结合这些异常结果，进行骨密度的测量，根据 T 值 ≤ −2.5、T 值在 −2.5 到 −1 之间或 T 值 ≥ −1 来进行诊断、基础防治和干预治疗。

08/

日常饮食如何
预防骨质疏松

多食用含钙、蛋白质、维生素 D、维生素 K_2 等各种营养素丰富的食物可预防骨质疏松。

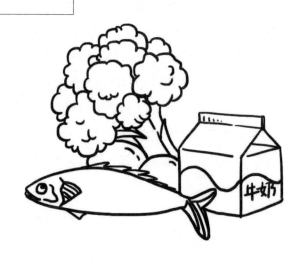

更年期预防骨质疏松应该联合补充多种营养素效果更佳，钙、蛋白质、维生素 D、维生素 K_2，以上营养素联合补充预防骨质疏松，能起到事半功倍的效果。

蛋白质是骨基质的重要原料，可促进骨质中胶原蛋白的形成。而钙、维生素 D 和维生素 K_2 这三者缺一不可。举个例子，我们可以把这三者看作建造一所房子的各个角色，钙如同是建造房子的材料——"红砖"，维生素 D 是一个很好的"搬运工"，把"红砖"一块块搬进房子，而维生素 K_2 承担的是一个"建筑师"的任务，把搬进房子的"红砖"放到房子最需要的部分，三者共同合作，完成使命。

根据《中国居民膳食指南（2022）》推荐：50 岁以上的更年期女性人群，每天需要摄入 1000 毫克的钙，才能维持骨平衡。牛奶和奶制品是钙最好的食物来源，100 毫升的牛奶中钙含量可达到 104 毫克，而且牛奶中的乳酸能促进钙的吸收，如果每天能饮用 500 毫升的牛奶就可以满足每日钙需要量的 50%。

除了牛奶，虾皮、豆类及其制品中的钙含量也较丰富，每天适量摄入也可以起到补钙的作用。在日常饮食中一天 1000 毫克钙含量的食物组成如下：牛奶 500 毫升，绿叶蔬菜 200 克，芝麻 10 克，豆腐 100 克，鸡蛋 50 克，鱼肉类 100 克。每天只要能吃足以上食物，即可满足钙的需求量。

《中国居民膳食指南（2022）》推荐：50 岁以上的更年期女性人群，每天需要摄入 400 单位维生素 D，维生素 D 是钙吸收的主要调节因素，日常补充维生素 D 主要通过下面几种途径。

（1）阳光照射摄取，建议更年期女性上午 11 点至下午 3 点暴露皮肤于阳光下 15~30 分钟，不涂抹防晒霜、不隔着玻璃照射，以增加维生素 D 的有效合成。

（2）多食用含维生素 D 的食物，如新鲜蘑菇、海鱼、动物内脏以及蛋黄。

（3）每天补充维生素 D 制剂 400 单位，睡前与牛奶同服，吸收率更高。

根据大量文献显示：每天补充 45 毫克的维生素 K_2，有促进骨形成，抑制破骨细胞骨吸收，重建骨平衡的作用，其主要的作用机制是将骨钙素中的谷氨酸羧化促进骨形成。维生素 K_2 广泛存在于绿色蔬菜中，一般人群在日常饮食中只要做到膳食多样化，不挑食、不偏食就不会造成维生素 K_2 的缺乏。

另外，补钙过程中需要保持良好的饮食习惯——低盐饮食。食用盐的成分主要是氯化钠，肾脏排出钠的同时会引起钙的丢失，每排出钠 300 毫克，同时会丢失钙 20~30 毫克，饮食中如果长期摄入过量食盐会加速钙的流失。

钙剂的补充时机尽量选择餐中、餐后、睡前几个时间点，避免空腹服用。最佳的补钙时机是睡前，因为人体各种调节钙代谢的激素在昼夜间分泌各不相同，血钙的水平在夜间较低而白天较高，临睡前补充钙剂能为夜间提供充足的"弹药"，阻断夜间体内动用钙的过程，起到有效补钙的作用。

以形补形，喝骨头汤补钙有效吗？

有实验表明：猪排骨 500 克，慢火熬炖 2 小时，经测定，100 毫升汤中的钙含量仅为 1.9 毫克，比牛奶中的钙含量低了近 100 倍。因为骨中的钙成分很难溶于水，能溶解的大部分是油脂，所以用骨头汤来补钙非但不能起到补钙作用，相反，长期饮用可能会引起肥胖以及身体糖脂代谢的异常。

09/

喝骨头汤能预防骨质疏松吗

喝骨头汤并不能完
全预防骨质疏松。

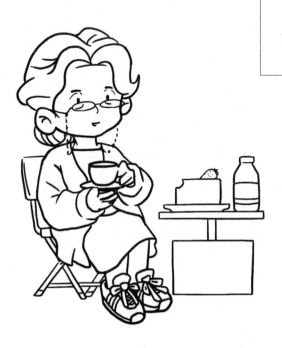

骨质疏松在围绝经期和绝经后女性中的发病率非常高。50 岁以上的女性中，它的发病率达 20%。65 岁以上的女性中，发病率高达 50%。有的女性朋友认为：我天天喝骨头汤，肯定不会骨质疏松的。事实并非如此，那我们该怎么预防骨质疏松呢？

首先，要有健康的生活方式，包括均衡的饮食、充足的日照、规律运动、戒烟限酒、少咖啡、少饮料。

日常饮食中，注意摄入一些含钙量比较丰富的食物。因为钙对于骨骼健康非常重要，是骨健康的基本补充剂之一，下文会详细介绍。另外，饮食当中要少盐，食盐量应每天小于 5 克。还要摄入适量的蛋白质，牛奶当中富含钙和蛋白质，推荐每天饮用 300 毫升左右的牛奶。同时，日照会促进皮肤合成维生素 D，这是骨健康的另一个营养素，它能够促进钙质的吸收。除此之外，还需要进行一些户外的运动，这不仅能够丰富我们的生活，还有利于骨骼健康。烟酒和咖啡饮料会促进体内钙质的流失，不利于骨健康，因此要加以限制。

骨健康基本补充剂有以下几种。

钙

钙是骨健康的基本营养素。50 岁以上的更年期女性，推荐每天的钙元素摄入量为 1000 毫克。它的来源有食物、钙剂两种途径。在食物当中，含钙量比较丰富的有牛奶和奶制品。每 100 毫升牛奶含钙量大概是 100~120 毫克。有些乳糖不耐受的女性可以用酸奶或奶粉代替，也能达到同样的补钙效果；或者采用少量多次的方式，每次少喝一点，每天多喝几次，让胃肠道逐渐适应牛奶。因为牛奶营养丰富，而且方便实用，确实是一个不错的选择。其次，虾皮、银鱼等海产品含钙量也比较多。再者，豆类及其制品，如黄豆、豆腐、豆腐干，含钙量较高，黄豆当中还含有黄酮类物质，它是一种天然的植物雌激素，对于有潮热、出汗这样更年期症状的女性来讲，可以在一定程度上缓解更年期症状。蔬菜当中也是含钙的，一般来讲，颜色越深的蔬菜含钙量越高，所以在绿叶蔬菜中，我们推荐一天所摄入的深绿色叶子蔬菜要占到 1/2 以上。据统计，中国人从膳食当中能够获取的钙元素含量大约是每天 400 毫克，而推荐的每天钙元素摄入量是 1000 毫克，所以还有 500~600 毫克的钙，可能需要通过钙剂来进行补充。

我们常用的钙剂是碳酸钙，它的钙元素含量高，吸收率高，刺激性小，价格也相对便宜，可以作为首选。市面上常见的有钙尔奇和迪巧，它们当中还添加了维生素 D，可以促进钙的吸收。当然，碳酸钙的吸收需要胃酸存在，对于胃酸少，正在服用胃酸抑制剂，有肾结石的人，可以选用枸橼酸钙等有机钙。但在枸橼酸钙中一般都没有添加维生素 D，需要额外进行补充。

维生素 D

下面介绍骨健康的另一个基本营养素，叫作维生素 D，也被称作阳光维生素，因为它在天然食物中含量非常少，主要由皮肤在日光下合成。判断维生素 D 是否缺乏，可以通过 25 羟维生素 D_3 进行检测，如果它的值在 30 纳克 / 毫升以上则视为正常，20~30 纳克 / 毫升则视为维生素 D 不足，小于 20 纳克 / 毫升为维生素 D 缺乏。据调查，在 55 岁以上的更年期女性中，血清 25 羟维生素 D_3 的平均浓度是 18 纳克 / 毫升。也就是说，维生素 D 缺乏在更年期女性中是普遍存在的。因此，建议大家进行充足的活动，充分地晒太阳，推荐每周两次，每次 15~30 分钟，在上午 11 点到下午 3 点之间比较好；晒太阳的时候不要涂防晒霜，不要打伞，不要隔着窗户，让皮肤充分暴露于日光之下，促进维生素 D 的合成。

成年人建议每天维生素 D 的摄入量为 400 单位；对于 65 岁以上的老年女性，因为缺乏户外活动，建议每天摄入 600 单位；用于防治骨质疏松时，可以用到 800~1200 单位；每天最高耐受摄入量是 2000 单位。进行维生素 D 的补充时，用一般的维生素 D 制剂即可，不建议采用活性维生素 D 常规补充，除非是用于治疗骨质疏松。

最后再来回答开篇的问题，喝骨头汤能预防骨质疏松吗？骨头当中确实含有大量的钙质，但是这种钙质并不溶于水，虽然经过了煲汤的过程，绝大部分的钙质仍然不能够溶到汤中。因此，通过喝骨头汤来补钙不是一个好的选择。

10/

骨质疏松了不想吃西药，吃中药可以吗

对于骨质疏松患者而言，基础的防治措施很重要。西医、中医各有特点，对于治疗骨质疏松、预防骨质疏松性骨折各显神通，中西医协同能达到最好的疗效。

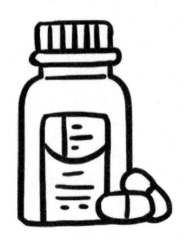

一、骨质疏松的基础防治措施

首先，调整生活方式和骨健康基本补充剂是骨质疏松的基础防治措施。健康的生活方式要有均衡的饮食——富含钙，少吃盐，摄入适量蛋白质，推荐每天摄入 300 毫升的牛奶或相当量的奶制品；还要有充足的日照，建议每周两次，每次 15~30 分钟；规律运动；戒烟戒酒；少喝咖啡和饮料。骨健康基本补充剂主要是钙和维生素 D。钙，首先可以从食物中获得，牛奶及奶制品含钙量比较多，还有海产品、豆类及其制品、深绿色的蔬菜中都含钙。每天从食物中大约能获得 400 毫克钙元素，对于更年期女性，建议每天摄入 1000 毫克左右的钙元素，因此，有 600 毫克的钙可能需要通过钙剂来补充。天然的维生素 D 主要是在日光下由皮肤进行合成。

二、骨质疏松的西医治疗

西医治疗骨质疏松，主要是通过抗骨质疏松药物，常用的有骨吸收抑制剂、骨形成促进剂，还有其他机制类药物。在骨吸收抑制剂中，有双膦酸盐，如阿仑膦酸钠或唑来膦酸，还有降钙素、雌激素以及选择性雌激素受体调节剂等。骨形成促进剂主要是甲状旁腺激素类似物。另外还有活性维生素 D、维生素 K、锶盐等，都可以用于治疗骨质疏松。但是具体要用哪种药物，一定要在专业医生指导下进行选择。对于绝经后女性，可以使用绝经激素治疗预防骨质疏松，这是因为雌激素能抑制骨转换，减少骨丢失。绝经之后，女性的卵巢不再分泌雌激素，所以可以通过给予小剂量雌激素来预防骨质疏松，同样也是需要在医生指导下严格遵循适应证和禁忌证，严格地进行随诊才可以使用，有子宫的人还需要同时补充孕激素。

三、骨质疏松的中医治疗

中医讲究辨证施治。骨质疏松可以分为六种证型：肾阳虚证、肝肾阴虚证、脾肾阳虚证、肾虚血瘀证、脾胃虚弱证以及血瘀气滞证。

肾阳虚证

主症：腰背冷痛，酸软乏力。

次症：驼背、弯腰、活动受限；畏寒喜暖，遇冷加重，尤以下肢为甚，小便频数；舌淡，苔白，脉弱等。

推荐的方剂是右归丸，常用中成药有淫羊藿总黄酮胶囊、右归丸、强骨胶囊。

肝肾阴虚证

主症：腰膝酸痛，手足心热。

次症：下肢抽筋，驼背弯腰；两目干涩，形体消瘦，眩晕耳鸣，潮热盗汗，失眠多梦；舌红少苔，脉细数等。

推荐的方剂是六味地黄汤，常用的中成药有芪骨胶囊、六味地黄丸、肾骨胶囊。

脾肾阳虚证

主症：腰膝冷痛，食少便溏。

次症：腰膝酸软，双膝行走无力，弯腰驼背；畏寒喜暖，腹胀，面色白；舌淡胖，苔白滑，脉沉迟无力等。

这时，要以温阳为主，推荐方剂是补中益气汤和金匮肾气丸，常用中成药有补中益气丸、右归丸、金匮肾气丸。

肾虚血瘀证

主症：腰背刺痛，腰膝酸软。

次症：下肢痿弱，步履维艰；耳鸣；舌质淡紫，脉细涩等。

推荐方剂是补肾活血汤，常用的中成药有仙灵骨葆胶囊、金天格胶囊、骨疏康颗粒。

脾胃虚弱证

主症：腰背酸痛，体瘦肌弱。

次症：食少，纳呆，神疲倦怠，大便溏泄，面色萎黄；舌质淡，苔白，脉细弱等。

推荐方剂是四君子汤、参苓白术散，常用的中成药是参苓白术散。

血瘀气滞证

主症：骨节刺痛，痛有定处。

次症：实痛处拒按，肌肉挛缩；多有骨折史；舌质紫暗，有瘀点或瘀斑，脉涩或弦。

推荐方剂是身痛逐瘀汤，常用中成药是活血止痛散。

除了中药内服，中医还有针灸推拿、中药熏蒸外敷、离子导入等方法。中医讲究治未病——未病先防，既病防变，瘥后防复。这非常适用于骨质疏松，骨质疏松最重要的就是预防；如果已经发生了骨质疏松，就要预防骨质疏松性骨折；如果已经发生了骨折，就要防止再次骨折。

对于骨质疏松患者而言，基础的防治措施很重要。西医、中医各有特点，对于治疗骨质疏松、预防骨质疏松性骨折各显神通，中西医协同能达到最好的疗效。

更年期
远期并发症

——老年性痴呆

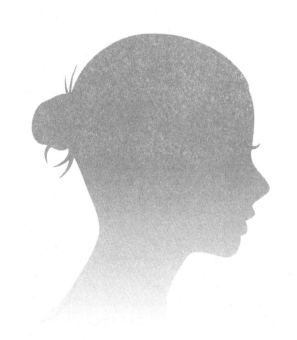

01/

老年性痴呆，离我们并不遥远

老年性痴呆，没有药物可以控制，只能缓解症状，因此预防是关键。

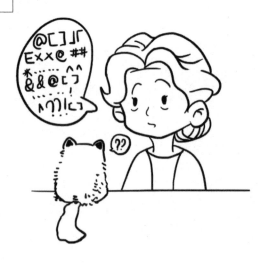

老年性痴呆，又名阿尔茨海默病，是更年期的远期并发症。老年性痴呆至今病因未明，没有药物可以控制，只能缓解症状。

一、老年性痴呆的危害

1. 老年性痴呆偷走的智慧

铁娘子撒切尔夫人，想必大家都知道，她是一位曾经连任三届英国首相的睿智能干的女性，然而她在晚年患上了老年性痴呆，病情逐渐加重，甚至生活都无法自理。她的女儿在书中写道：母亲的记忆力曾经如同高效数据库，能随口说出几年前的经济统计数据，不用查阅任何资料。实在难以想象，如今患上阿尔茨海默病的母亲，常会在完全不自知的情况下重复问同一个问题，几乎无法拼凑出一句完整的话。

2. 老年性痴呆让人失去交流和感受爱的能力

在我们身边有不少老年性痴呆患者，他们连自己最疼爱的儿女、孙子都辨认不出，也无法与他人进行正常的交流沟通。老年性痴呆患者的脑海中仿佛有一块橡皮擦，擦去了他们的记忆，擦去生活的痕迹，最后也抹去了自己。

3. 老年性痴呆让人们逐渐失去认知能力，影响生活自理

随着电视剧《都挺好》的热播，苏大强成为家喻户晓的人物，同时也让老年性痴呆走进大家的视野。通过电视剧，我们对老年性痴呆有了感性的认识，精明的苏大强自从患上老年性痴呆以后，一直在忘记，他忘记女儿的家住在哪里，忘记自己刚打完水，忘记给老伙计买早餐，忘记自己在菜中加过了盐……

老年性痴呆是一种脑部退行性疾病，它不会带来太多身体上的剧痛，患者一般是从小事开始遗忘，到最后忘了自己是谁，失去了认知、思考、生活自理能力，需要有专人的照料，给家庭带来严重的影响，给社会带来沉重的负担。另外，患者还有可能出现精神、性格、行为的改变，例如攻击性的打人毁物等。老年性痴呆对患者自己和家人而言都是悲剧，是一种折磨，让生活充满了矛盾和绝望。

二、老年性痴呆发病现状

老年性痴呆继心血管疾病、脑血管病和癌症之后，已成为老人健康的"第四大杀手"；是继癌症和心脏病之后，第三位花费最大的疾病。

随着社会的进步，医疗水平逐渐提高，人类的寿命也在延长，老年性痴呆患者的数量正在不断地增加。据统计：目前，全世界老年性痴呆的人数达到 5000 万人，我国超过 1000 万人，数量居全球之首；平均每三秒钟，全世界就有一位新的老年性痴呆患者产生；在 65~69 岁的人群中，老年性痴呆的发病率是 5.6%，随着年龄的增长，每增加 10 岁，患病率提高 10%，到 85 岁以后，约 30% 以上的人患病；而女性的患病率约为男性的两倍。

在我国，随着社会老龄化的深入，人口年龄分布的倒金字塔结构，使得我国的老年性痴呆患者数量正在不断地向峰值攀升，预计到 2050 年，我国老年性痴呆患者的人数将超过 4000 万。而且，目前 80 后到 90 后很多都是独生子女，父母已经步入老年，两位独生子女夫妻家中有四位老人，一旦有老人患上老年性痴呆，对生活将是致命的打击。因为老年性痴呆的患者到晚期丧失认知和生活自理能力，需要 24 小时的陪护照顾，同时患者精神行为的改变，将对家属造成无情的精神摧残，还有高额的照护治疗成本，将会使整个家庭的工作、休息、经济完全失调。

因此，老年性痴呆离我们并不遥远，是真真切切地发生在我们身边的一个很严峻的问题，已经引起全社会的高度重视和关注。为了我们的父母，更是为了我们自己，无论再忙，在我们工作之余，也要多多关心父母，教他们正确的生活方式，一起关注和预防老年性痴呆。

02/

老年性痴呆有哪些危险因素呢

老年性痴呆的危险因素有年龄、性别、某些危险基因、家族遗传史、头部外伤、血管性危险因素，等等。

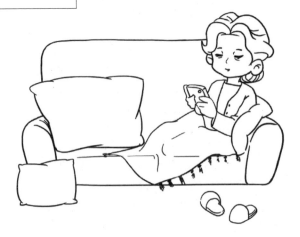

一、老年性痴呆不可控的危险因素

1. 老年性痴呆会遗传吗

老年性痴呆分为早发性老年性痴呆和迟发性老年性痴呆，早发性老年性痴呆一般 65 岁以前发病，具有家族遗传性，其比例约占 10%；迟发性老年性痴呆一般 65 岁以后发病，主要发病原因为家族性遗传，其比例约占 90%。

2. 为什么女性比男性更容易得老年性痴呆呢

因为女性携带的基因更容易致病；女性脑容积更小；女性预期寿命本身比男性长；女性更年期来得更早。

3. 为什么更年期女性更容易得老年性痴呆呢

因为雌激素可以促进神经细胞生长发育和成熟，抑制 β - 淀粉样蛋白聚集；雄激素保护海马神经细胞、减少氧化应激，都可以减缓老年性痴呆的发生。卵巢衰老引起雌激素减少，导致更年期症状；大脑神经细胞失去雌激素的保护，更易得老年性痴呆。而男性雄激素减退过程相对缓慢，甚至变化不大，因此对大脑神经细胞保护时间相对较长。

二、老年性痴呆可控的危险因素

1. 早年的危险因素

缺乏教育：若去除缺乏教育这个因素，老年性痴呆发病率将会降低 7%。随着受教育程度的提高，总体认知能力会提高，较高的童年和青少年教育水平及终身高等教育水平，可降低发生老年性痴呆的风险。

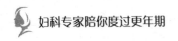
2. 中年的危险因素

（1）听力缺失：若去除听力缺失这个因素，老年性痴呆发病率将会降低 8%。研究发现听力受损可能会减少认知刺激，从而使认知能力下降，最终诱发老年性痴呆。佩戴助听器，减少噪音刺激，可降低患老年性痴呆的风险。

（2）脑外伤：若去除脑外伤这个因素，老年性痴呆发病率将会降低 3%。脑外伤可增加患老年性痴呆的风险，脑外伤越严重，患老年性痴呆的风险越高。

（3）高血压：若去除高血压这个因素，老年性痴呆发病率将会降低 2%。中年时期持续性的高血压可增加晚年患老年性痴呆的风险，40 岁以后，应注意保持收缩压 ≤ 130 毫米汞柱。

（4）酗酒：若去除酗酒这个因素，老年性痴呆发病率将会降低 1%。酗酒易致大脑右侧海马体萎缩，酗酒者更容易得早发性老年性痴呆（65 岁以下）。每周饮酒超过 21 个单位（每单位相当于 10 毫升纯酒精）会增加患老年性痴呆的风险。

（5）肥胖：若去除肥胖这个因素，老年性痴呆发病率将会降低 1%。中年肥胖对大脑结构有不利影响，身体质量指数（BMI）≥ 30 千克 / 平方米的人患老年性痴呆的风险更高。

3. 晚年的危险因素

（1）吸烟：若去除吸烟这个因素，老年性痴呆发病率将会降低 5%。吸烟的人患老年性痴呆的风险更高。人体记忆退化与暴露在二手烟环境中具有较大关系。

（2）抑郁：若去除抑郁这个因素，老年性痴呆发病率将会降低 4%。

（3）社交孤立：若去除社交孤立这个因素，老年性痴呆发病率将会降低 4%。保持良好的社交可增加自身的认知储备，对人体而言具有保护作用。

（4）缺乏运动：若去除缺乏运动这个因素，老年性痴呆发病率将会降低2%。晚年的体育活动有益于提高老年人的认知功能，减慢老年性痴呆的进程。

（5）环境污染：若去除环境污染这个因素，老年性痴呆发病率将会降低2%。空气污染、重金属（铅、铝）和农药等促进老年性痴呆的发生。

（6）糖尿病：若去除糖尿病这个因素，老年性痴呆发病率将会降低1%。2型糖尿病是老年性痴呆的明确危险因素，糖尿病持续时间越长，病情越严重，患老年性痴呆的风险越大。

03/

如何早期识别
老年性痴呆

下面的"十大危险信号"可以帮助我们早期识别老年性痴呆。

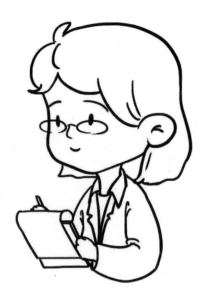

老年性痴呆是更年期的远期并发症。它是一种神经退行性病变，让人们早期从小事开始遗忘，病情逐渐加重，到最后忘记了自己是谁，失去了认知、思考和生活自理能力，还可能出现精神行为改变，给患者本人带来巨大的痛苦，给家庭和社会带来沉重的负担。随着老龄化社会的到来，老年性痴呆的发病率在不断地攀升。因此，老年性痴呆是一个非常严峻的问题，已经引起了全社会的高度关注。而老年性痴呆的病因未明，无法治愈，我们能做的只是早识别、早干预，改善症状，延缓病程进展。

如何对老年性痴呆进行早期的识别呢？接下来，让我们一起来学习老年性痴呆的"十大危险信号"。

1. 记忆力逐渐减退，特别是记不住近期发生的事情

这是老年性痴呆最常见、最明显的首发症状。患者常常记不住刚刚发生的事和刚刚说过的话，短时间内重复问同一个问题，经常忘记自己的钥匙、钱包等放在哪里，记不住新朋友的名字，看书读报的内容很快就忘记了。

2. 语言表达困难，忘记简单的词语

讲话突然间中断，或者词不达意，说出来的话颠三倒四，让人难以理解。

3. 对时间、地点、人物逐渐感到混淆

记不住日期，不知道今天是几号，星期几，是什么季节，甚至分不清白天黑夜。不知道自己身处何处，家在哪，找不到回家的路，无助得像个迷路的小孩。对以前熟悉的家人、朋友辨认不清，一脸茫然，甚至儿子、孙子的名字都叫混了。

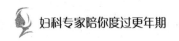
4. 常把东西放在不恰当的地方

例如把电熨斗放入洗衣机、水果放入衣橱，非常混乱无章。

5. 处事能力和判断力下降

曾经的家务小能手不见了，原来非常熟悉的像烧菜、扫地、洗碗等简单的家务活都不能独立完成，丢三落四。忘记如何使用空调、冰箱、电视等日用品。判断力下降，例如，无法根据气候温度的变化来增减衣物，烈日下穿着厚厚的棉袄，寒冬时却穿着短袖等薄衣服。

6. 理解力、计算力下降

不理解电视、报纸的内容，对新事物表现出茫然，难以理解。跟不上与他人交谈的速度和思路，讲的不是同一个频道上的事，答非所问。计算力下降，例如买菜不会算账，简单的算术要想很久。

7. 情绪不稳定

无缘无故地突然间高兴，突然间生气，喜怒无常，让人捉摸不透，无所适从。

8. 性格、精神出现改变

原本热情、豪爽或者温柔的性格变得敏感、脆弱、多疑、焦虑、爱计较、暴躁、固执，感觉像变了个人似的。精神改变也很常见，例如，总怀疑别人在说自己的坏话，怀疑配偶出轨，经常绘声绘色地描述根本就没有发生过的事。

9. 失去做事的主动性

极为被动、消极，终日无所事事。常一个人呆坐着，情绪低落、淡漠，对任何事情都提不起兴趣，即使是以前的兴趣爱好（跳舞、唱歌、打牌、书法、下棋……）都不愿意做了。精神状态大不如前，睡眠时间也明显增加。

10. 对气味的识别能力下降

有研究认为，脑细胞功能的丧失和记忆力的下降与气味识别能力相关。因此，气味识别能力的下降是老年性痴呆的征兆和早期表现。

04/

更年期忘事就是
老年性痴呆吗

当然不是。

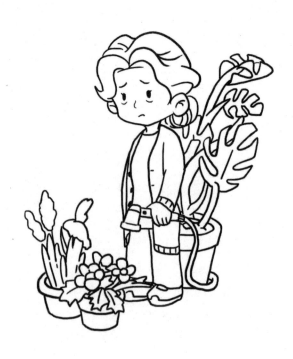

更年期忘事这种现象太常见，它预示着老年性痴呆的到来吗？当然不是，一般我们因为年龄的增长，出现记忆力减退很正常，而这种现象属于"普通型健忘"，比如记不起曾经吃过的某一道菜的名字，但是经过提醒和回忆，大多能想起来。老年性痴呆出现的健忘，是一种"认知型健忘"，不是简单的记忆力减退，它是以忘记事物的基本属性为主要特征，比如刚吃过饭，却连吃过饭这件事本身都记不起来。因为老年性痴呆就如同脑海里的橡皮擦，不仅慢慢擦除我们的记忆，甚至是认知和情志管理能力。当然大家也不用谈痴呆色变，草木皆兵。更年期是老年性痴呆的起点之一，因为雌激素对女性的认知是有保护作用的，在更年期，女性的雌激素水平大幅度下降，大脑神经细胞就失去了相应的保护，因此容易引发失眠、抑郁以及认知功能障碍等问题。在进入更年期以后，女性的雌激素水平会出现断崖式的骤降，绝经前的女性和绝经后的女性大脑断层扫描的对比图显示，绝经后女性大脑海马区域的血流和代谢明显地降低，大脑的功能明显地减退。

除了通过医院专业的检查来判断以外，我们也可以通过一些简单的办法，帮助自己识别老年性痴呆，比如"画钟测试"，就是通过画钟面来判断。老年性痴呆的患者会在绘图的过程中，因为认知力的问题，无法绘出正常的钟面图像，而痴呆病情越严重，就越难以绘出正确的图像。

"画钟测试"具体操作方法：明确地要求受检者在白纸上独立画出一个圆形钟表，这个钟表上要有时刻数字、时针和分针，同时需要标示出指定的时间（例如 8 点 20 分或 11 点 10 分等），受检者需要在 10 分钟内完成测试。该测试的计分方法有多种，目前国际上普遍采用四分法计分。

画出一个闭锁的圆盘状表盘（1分）；表盘上 12 个数字是正确的，包括数字的位置正确和顺序正确（1分）；将分针标在表盘的正确位置（1分）；时针也在表盘的正确位置（1分）。

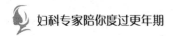

　　正常得分是4分，表示目前没有患老年性痴呆；3分表示轻度痴呆；2分表示中度痴呆；1分或0分表示重度痴呆。

　　"画钟测试"只是最简单粗略的检测方法，如果检测结果是轻中度或者重度的老年性痴呆，需要及时前往医院进行专科的检查与治疗。

05/

更年期女性怀疑患老年性痴呆到医院要做哪些检查

专业医生一般会通过 CT 影像、磁共振影像、血液化验、脑电波监测及各种量表、问卷等来综合评估是否患有老年性痴呆。

来医院以后，医生会通过相关检查来进一步明确诊断，评估是否患有老年性痴呆。即使是痴呆，也分为多种类型，除了老年性痴呆，还有血管性痴呆、混合性痴呆和其他类型的痴呆。同时通过检查明确痴呆病情的严重程度，评估发病阶段，这对于后期的治疗尤为重要。入院后的相关检查也是围绕上面的目的开展的。

一般医生会为患者安排哪些检查呢？

首先医生会为患者的大脑"拍个照"，来看看是不是真的存在老年性痴呆相关的影像学改变以及明确病变的程度。"拍照"也分不同的方式，比如常见的 CT 影像、核磁共振影像，还有一种核医学功能代谢影像，可以通过注射相关的核素造影剂，体现大脑代谢功能，用于评估老年性痴呆患者脑功能情况。

然后医生还会抽血，化验相关指标，评估老年性痴呆对全身的影响情况，同时也评估患者身体基本情况，为后期用药治疗做准备。抽血化验除了常见的体检指标如血常规、肝功能、肾功能等以外，最重要的就是专门捕捉和衡量老年性痴呆的靶点指标，如老年性痴呆的基因检测和老年性痴呆相关蛋白（β-淀粉样蛋白、tau 蛋白）浓度的检测。通过检测老年性痴呆的基因，可以明确是否有遗传倾向。同时，痴呆相关蛋白浓度的检测可以衡量老年性痴呆的发病程度，也可作为评估后续治疗效果的检测指标。

做完上述检查，医生还会为患者完善脑电波监测。大脑里的神经细胞可以发出脑电波，通过电生理监测大脑发出的电波，可以评估大脑的病变程度。

对于病情比较严重的患者，医生可能还会进行一些有创伤性的检查，比如用穿刺针抽取脑脊液，化验脑脊液里面的老年性痴呆相关生化指标，评估病情发展的情况。

除了前面提到的这些客观检查以外，医生还会出一些考题。这些考题包括常见的问卷、量表、绘图写字测试、理解力测试等，来测评老年性痴呆的病情对患者日常生活、情绪、心理、认知力等的影响。其中有一个画钟测试，是最简单有效的测评方法之一，大家有时间不妨自己也来测试一下。通过绘制钟面，可以很好地识别老年性痴呆。

通过上述这些检查与测试，医生就能综合全面评估老年性痴呆的病情，制定合理的药物和行为治疗方案。

06/

远离更年期老年性痴呆有哪些好办法

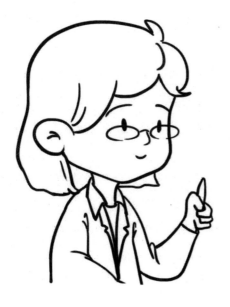

防控基础疾病，远离不良习惯，合理控制体重，保持合适的运动量，保持充足的睡眠时间，提高睡眠质量等可以帮助更年期女性远离老年性痴呆。

俗话说"打蛇打七寸，擒贼先擒王"，要抓住老年性痴呆的高危因素，才能精准干预。

老年性痴呆高危因素主要分为先天因素和后天因素。先天因素主要包括年龄、性别、家族史和携带突变基因。女性是老年性痴呆的高危人群。这些先天因素也是我们无法改变的。

后天因素主要包括血管危险因素和社会心理因素。其中血管危险因素包括"三高姐妹"（高血压、糖尿病、高血脂），不良嗜好（吸烟、饮酒），肥胖、超重，以及心脑血管事件等。而社会心理因素主要包括抑郁状态、睡眠障碍和低教育程度等。

俗话说"三分天注定，七分靠打拼"，这些后天因素才是我们要重点干预的，尤其是通过生活方式的干预，让我们离老年性痴呆更远些。具体有哪些措施呢？

首先就是防控基础疾病，远离不良习惯。人到中年又碰到更年期，身体或多或少都有些许小毛病，这个时候更不能讳疾忌医，有情况一定要去医院就诊评估，在饮食、运动调整的基础上，需要遵医嘱，该用药就用药，定期监测和评估，才能有效控制基础疾病。现在大家营养水平好，很容易就跟"三高姐妹"（高血压、糖尿病、高血脂）沾上边，因此，到了更年期，更要合理饮食。健康的饮食习惯是有益的，包括均衡饮食、定时定量、少糖少盐、高纤低脂等。另外，推荐地中海饮食结构，即合适比例的绿叶蔬菜、有色蔬菜、浆果类、鱼类、橄榄油、坚果类、全谷物、家禽类、豆类和适量红酒摄入的合理膳食结构。同时，要远离不良嗜好，尤其是吸烟、喝酒和熬夜等。

然后是出入平衡，合理控制体重。其实就是日常我们经常说的一句话："管住嘴，迈开腿"。随着更年期的到来，我们的体脂分布也在悄然发生改变，想要脂肪的地方不一定有，不想要肉肉的地方却蹭蹭长出来。因此更要每天督促自己合理运动，一般要参考身高、体重，计算 BMI，控制 BMI < 24 千克 / 平方米，腰围 < 85 厘米。

合理的运动，不仅有助于保持身材，还可以增强心脑耐力。在这里也跟大家推荐一些适合更年期女性朋友们的运动方式，比如步行、园艺、日常舞蹈、徒步、自行车、体育游戏、游泳、瑜伽等。运动强度以中强度有氧运动为宜，一般每周 4~7 次，每次 30~40 分钟即可。年龄偏大的女性朋友们还可以选择太极拳、瑜伽、哑铃、扇子舞等安全性更高的运动，在运动过程中注意保护关节，避免运动损伤。

俗语说"笑一笑，十年少"，到了更年期，更要注意情志和睡眠管理，做到养脑有方。人生之事有时难事事如意，因此要保持乐观的心态，开阔的心境，保持好的情绪状态，对大脑健康十分有益。即使遇到非常不顺意的情况，也要尽量想办法调整自己的状态，比如听听歌曲，进行一些娱乐活动排解一下心中烦恼都可以。同时也要保持自己的社交圈子，跟身边的亲人朋友多交流沟通，时不时跟家人聚会一下，或者组织集体旅游，也能健康身心，更能预防老年性痴呆。当然，如果的确遇到了心境障碍或者已经是抑郁症等情志问题，那么应该要做的是勇敢面对病情，及时就医，寻求正规的心理治疗，才能真正远离老年性痴呆。

更年期的睡眠困境也是不容忽视的，要尽量合理安排忙碌的日常生活，保持合适的运动量，保持充足的睡眠时间，提高睡眠质量。

最后告诉大家更年期养脑最重要，学玩防呆两不误，就是通过日常的一些文娱活动，比如棋类、绘画、小游戏、书法、乐器、广场舞，多运动多用脑，达到学玩两不误，健脑防呆的效果。如果有条件可以报类似老年大学之类的学习班，发展一下自身的兴趣爱好和才艺，提升自身的综合素质，真正做到从女人到女神的蜕变。

跟大家分享一个小口诀："老年性痴呆要早防，健脑养脑是关键；吃动平衡多社交，更年生活更美好！"在科学化医学管理的同时，运用以上办法，保持合理的生活、饮食、运动、情志干预，养成健康科学的生活习惯，达到健脑养脑的效果，让老年性痴呆不要找上更年期的我们！

07/

老年性痴呆的药物治疗有哪些

胆碱酯酶抑制剂、谷氨酸受体拮抗剂、非甾体类抗炎药物、石杉碱甲等能缓解老年性痴呆的症状，提高患者的生活质量，但无法根治老年性痴呆。

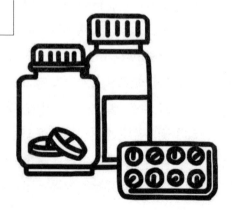

目前还没有能够有效根治老年性痴呆的方法，临床使用的药物可以缓解症状，提高患者的生活质量，但无法根治老年性痴呆。

一、治疗老年性痴呆常见的药物

胆碱酯酶抑制剂

1993 年，他克林（tacrine）是第一个被美国食品药品监督管理局（FDA）批准作为治疗老年性痴呆的药物，但因其有严重的肝毒性，临床已很少使用。

多奈哌齐、利斯的明和加兰他敏的不良反应相对较低，但多奈哌齐和利斯的明在改善症状方面作用较小。

谷氨酸受体拮抗剂

生理情况下，谷氨酸在涉及学习和记忆等各种形式的脑功能活动中起重要作用；病理情况下，谷氨酸受体被异常激活而产生兴奋性毒性。美金刚可适度结合谷氨酸受体，降低谷氨酸所引起的兴奋性毒性，并保留正常学习和记忆所需要的谷氨酸受体活性。

其他治疗老年性痴呆的药物

（1）非甾体类抗炎药物：如吲哚美辛等。流行病学研究显示，长期服用非甾体类抗炎药的人患老年性痴呆的概率相对较小；非甾体类抗炎药治疗老年性痴呆效果不理想。

（2）石杉碱甲：是我国自主研制的一种中药提取物制剂，治疗记忆力

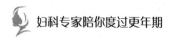

障碍的效果显著。在治疗老年性痴呆的药物中，它是最有前途的。

二、雌激素能治疗老年性痴呆吗

研究发现，女性相比男性更易患老年性痴呆（男女比例为 7：26），而更年期后的女性更易患老年性痴呆，重要原因之一是缺乏雌激素对神经系统的保护作用。那么雌激素能否作为治疗老年性痴呆的药物呢？这个问题尚存争议。芬兰的一项 16 万人的研究发现：①绝经后女性全身激素治疗与老年性痴呆风险增加 9%~17% 相关。② 60 岁之前开始激素治疗的女性，老年性痴呆风险增加与用药超过 10 年相关；60 岁之后开始激素治疗的女性，仅激素治疗 3~5 年就已发现老年性痴呆风险增加。因此，雌激素是否可以作为治疗老年性痴呆的药物尚不明确。

08/

老年性痴呆的护理措施有哪些

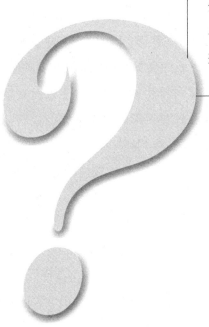

通过家庭生活护理、安全护理、药物治疗的护理和心理护理等措施照护老年性痴呆患者。

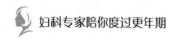

疾病的良好护理与治疗同等重要，而老年性痴呆患者需要家人更为细致的关怀和照顾。首先我们了解一下什么是老年性痴呆，它是一种以进行性认知功能障碍和行为损害为特征的神经系统疾病。老年性痴呆患者会出现判断力异常、兴趣减退、爱好改变、活动减少……他们重复同一件事情，学习使用某些简单的日常工具或者家庭电器已经出现困难，记不清当时的月份或年份，处理复杂的事情有困难，记不住和别人的约定，日常记忆和思考能力出现问题。目前，老年性痴呆没有特效药物，所以护理就很重要。

那么，老年性痴呆的护理措施究竟有哪些呢？接下来我们从四个方面了解一下对老年性痴呆患者的护理。

一、家庭生活护理

老年性痴呆患者记忆力、日常生活能力、语言表达能力等方面减退，家庭成员应尽可能地使老年人多说话，做他们有兴趣的活动，比如手工活动、手指运动、纸牌游戏、读报等，尽可能让老年性痴呆患者自理日常生活，比如穿衣、进食、排泄、睡眠、洗漱等。同时，我们要改善他们的生活方式——戒酒戒烟，健康饮食，避免高脂食物，摄入必要的营养物质，比如蛋白质、无机盐、氨基酸和多种维生素。各种维生素尤其是维生素 B1、B2、B6，维生素 C 和维生素 E 对老年人非常重要。我们要安排好他们的生活和学习，进入老年也要坚持学习新知识，保持与社会的广泛接触。另外，要经常进行户外活动，老年人适合比较持续舒缓的运动项目，比如步行、慢跑、太极拳等。

二、安全护理

在照料老年性痴呆患者的过程中，安全护理非常重要。照料者在家中需要将危险物品安全处置，避免患者单独接触煤气、开水、农药、老鼠药等物质。患者外出时最好有人陪伴，或者佩戴有患者信息的黄色手环，或者佩戴有定位功能的手表，方便实时定位他的位置，以防走失。对于有抑郁症和自杀倾向的患者，需要警惕他们的自我伤害。在家中和外出时需要防止患者发生跌倒、烧伤、烫伤、煤气中毒、误服等意外情况。

三、药物治疗的护理

老年性痴呆患者早期药物治疗可以延缓病情的进展，照料者在家中照顾患者服药时需要注意以下几点。

（1）患者服药时必须有人在旁陪伴，确定患者将药物服下，避免遗忘和错服。

（2）患者服药后需要进一步明确其是否已将药物吞下，避免患者在无人时将药物吐掉，我们可以让患者吃完药以后张嘴说"啊～"。对于拒服药物的老年性痴呆患者，照料者需要有足够的耐心。

（3）将药物管理好，放到患者找不到的地方。

（4）因为认知和语言表达障碍，患者没有办法明确地表达身体的不适，所以照料者在帮助患者服药后，需要仔细观察患者是否出现药物不良反应，如果有，照料者需要详细地记录并反馈给医生。

四、心理护理

老年性痴呆患者的心理护理

老年性痴呆患者不仅需要照料者无微不至的生活护理帮助，也需要心理上的安慰。我们要尊重和关爱老年性痴呆患者，走进他们的世界，换位思考，多鼓励、赞赏其在生活自理和适应力方面的成绩，鼓励他们多参加有益的文娱活动、有氧运动等，积极参加社会和家庭的活动。要避免和患者发生争执，多考虑他们的感受。因为老年性痴呆患者的精神症状和性格常常会发生改变，他们可能变得多疑、敏感、抑郁、淡漠、焦虑、粗暴、自私、妄想，甚至出现幻觉等。家人应该理解这些情况都是由疾病导致的，我们要给予充分的理解、宽容，给予爱心，用诚恳的态度对待患者，耐心倾听患者的诉说，对于患者的唠叨不要横加阻拦或指责。

照顾人员的心理护理

早期患者仍然有行动能力，精力异常旺盛，经常到处乱走，还会日夜颠倒，神神叨叨，半夜就要往外跑。从白天的吃饭到晚上的睡觉，照料者都需要一一照料，一天 24 小时都要像上着发条一样围着患者转。到了疾病后期，患者的吃喝拉撒睡全部都需要照料者亲力亲为，所以照料者的精神压力是非常大的。即使有仔细的照料，也仍然无法杜绝老年性痴呆患者走失的情况，所以我们要借助一些高科技的手段和工具，比如有定位功能的手环来定位，也需要社会给予老年性痴呆患者足够的爱心，比如黄色手环活动——看见有黄色手环的老人，可以帮助他找到回家的路或者是联系他的亲人。照顾人员不管是身体上，还是精神上都有巨大的压力，家中的成员需要同等重视照顾人员的心理护理，分担他的工作，让他有机会抽空放松心情，运动一下，放空脑袋，短暂地享受自己的生活。家中的所有成员都需要认清疾病，这是一个无法改变的现实，只能坦然面对，彼此可以相互倾诉，相互理解，相互帮助。

更年期
远期并发症

——心血管疾病

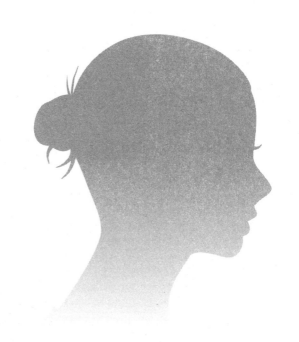

01/

如何预防心血管疾病

一级预防，即在疾病尚未发生或者疾病处于亚临床阶段时就采取预防措施，是降低心血管疾病危害的根本措施。

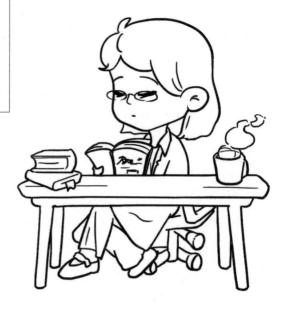

中国在世界上属于心血管疾病大国。我国每年新发脑卒中有 200 万人死亡，到底什么是脑卒中？脑卒中指的是脑血管意外，俗称为中风，它具有发病率高、致残率高、死亡率高、复发率高的特点，需要引起大家的关注。我国每年新发心肌梗死患者 50 万，现患心肌梗死患者达 200 万，每年因为心血管疾病死亡的人数达到 300 万，死亡每三人当中就有一人是死于心血管疾病的。

目前的研究结果表明，心血管疾病重在一级预防。什么是心血管疾病的一级预防？它是指在疾病尚未发生或者疾病处于亚临床阶段的时候采取预防措施，控制心血管疾病的危险因素，预防心血管事件来降低群体的发病率。

那么，一级预防措施包括哪些呢？

首先，生活方式的干预是一级预防中所有措施的基石。不健康的生活方式包括膳食不平衡（饮食缺少蔬菜水果、肉类和油脂量过多、食盐摄入过多、大量饮酒）、缺乏运动、吸烟和精神紧张。因此，提出以下几点建议。

（1）合理膳食。①摄入蔬菜 300~500 克 / 天、水果 200~400 克 / 天、谷类 250~400 克 / 天、胆固醇＜ 300 毫克 / 天（1 个鸡蛋黄）、食用油＜ 25 克 / 天、饮水量≥ 1200 毫升 / 天。②不建议任何人出于预防心血管疾病的考虑开始饮酒或频繁饮酒。成年女性饮用酒精量≤ 15 克 / 天（相当于啤酒 450 毫升，或葡萄酒 150 毫升，或 38 度白酒 50 克）。孕妇、儿童和青少年禁酒。③减少钠盐摄入，食盐控制在＜ 5 克 / 天；增加钾盐摄入，钾盐≥ 4.7 克 / 天（含钾多的食物有桃、香蕉、苹果、西瓜、橘子等水果，坚果，豆类，瘦肉，海带，木耳，蘑菇，紫菜等）。

（2）规律运动。①坚持≥ 30 分钟 / 天的中等强度有氧运动。推荐进行累计相当于快走＞ 6000 步 / 天的身体活动。②每周进行≥ 2 次抗阻训练（如负重训练），每种运动重复 10~15 次 / 组。

（3）控制体重。超重和肥胖者在 6~12 个月内减轻体重的 5%~10%，

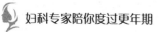

使身体质量指数（BMI）控制在 18.5~23.9 千克／平方米。女性需控制腰围＜ 85 厘米。

（4）戒烟，并且要避免被动吸烟。

（5）重视心理问题的干预。常见的心理障碍包括：焦虑、抑郁、惊恐发作、躯体化障碍、疑病症、睡眠障碍和强迫思维等。

降脂治疗在冠心病、卒中的一级预防中有重要作用。中美心肺疾病流行病学研究显示，控制血脂水平可使我国人群缺血性心血管疾病的发生风险减少约 10%。另外，高血压是我国人群发生心血管事件的首要危险因素，因此，日常生活中还需要注重血压的监测。

2003 年著名医学杂志《柳叶刀》发表的文章中指出，通过采取一些一级预防措施，冠心病的发生率可以下降 83%~89%，死亡率会下降78%~85%，脑卒中的发生率会下降 70%~76%，脑卒中的死亡率会下降65%~73%。从这项研究得出结论，一级预防是降低心脑血管疾病危害的根本措施。

02/

如何掌控心血管疾病常见的危险因素

不可逆转的危险因素有年龄、性别；可以改变的危险因素有血压、总胆固醇水平、超重与肥胖、糖尿病和吸烟等。

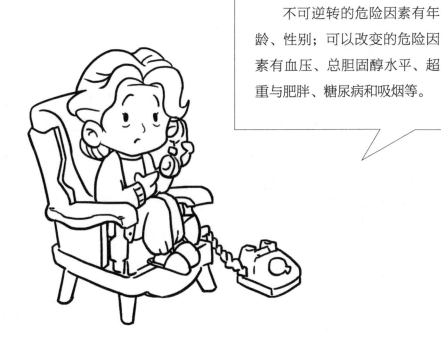

不可逆转的危险因素：年龄、性别；可以改变的危险因素：血压、总胆固醇水平、超重与肥胖、糖尿病和吸烟等。

首先，建议 18 岁以上的健康成人，至少每 2 年要监测血压 1 次。35 岁以上的成人至少每年监测血压 1 次。到心血管疾病门诊就诊的患者，应该常规接受血压测量。如果是高血压患者，在调整治疗期间，每天应该至少测 2 次血压；血压平稳之后，每周应该测量血压 2 次。鼓励大家自己在家监测血压。

一般的人群健康体检应该包含血脂的检测。40 岁以下血脂正常的人群 2~5 年检测 1 次血脂，40 岁以上人群至少每年进行 1 次血脂的检测。有心血管疾病高危因素的人群，每 6 个月就应该测 1 次血脂，所有血脂异常的患者在进行药物干预之前应该先改变不良的生活习惯，然后再进行药物干预。

血糖的监测，健康人从 40 岁开始，每年查 1 次空腹血糖。年龄小于 45 岁，如果存在后面提到的危险因素，需要进行口服葡萄糖耐量实验，就是经常听医生提到的 OGTT 实验。如果筛查结果正常，每 3 年重新复查 OGTT。高血糖有哪些危险因素呢？比如肥胖，体重指数 ≥ 28 千克 / 平方米，或者您的一级亲属中有 2 型糖尿病患者，或者您以前年轻时生产过巨大儿，或者您在妊娠期有糖尿病，或者有高血压，血压经常 ≥ 140 毫米汞柱，或者您的高密度脂蛋白 < 0.907 毫摩尔 / 升，或者您的甘油三酯 ≥ 2.825 毫摩尔 / 升，或者您有糖耐量受损的病史。如果有这些危险因素，需要进一步进行 OGTT 筛查。年龄 ≥ 45 岁的健康人，特别是体重指数 ≥ 24 千克 / 平方米者，都要定期进行 OGTT 检测。如果 OGTT 筛查结果正常，每 3 年也需要重新复查。

超重和肥胖的人，建议在 6~12 个月内减轻自身体重的 5%~10%，尽量使体重指数维持在 18.5~23.9 千克 / 平方米的正常范围内。女性腰围控制在 85 厘米以内。

如果您长期吸烟，建议戒烟。不吸烟的人，要注意避免被动吸烟。这就是目前我们已知的一些心血管疾病危险因素以及相应的干预建议。

03/

我平常很容易精神紧张，跟患心血管疾病有关系吗

精神紧张是心血管疾病的一个危险因素。长期在不良的精神情绪当中，会伴发一些不良的生活习惯，增加心血管疾病的发生风险。

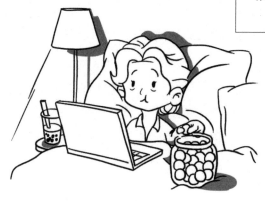

高血压是遗传和环境因素共同作用的，不良的生活方式会增加高血压的风险，而精神紧张是其中的一个危险因素。长期在不良的精神情绪当中，会伴发一些不良的生活习惯，增加心血管疾病的发生风险，比如我们如果长期处于工作压力大、人际关系不好等状况中，会容易产生莫名的焦虑、抑郁情绪，影响睡眠，生活节奏被打乱，甚至养成一些不良的生活习惯，这些不健康的生活方式会增加心血管疾病的发生风险。

心血管疾病是危害人体健康的"头号杀手"，占死亡率之首。发生精神紧张后，交感神经会兴奋，导致心率增加，血管收缩，血压升高，此时心输出量明显增加，心肌也容易受损，发生心血管疾病。因此长期精神紧张的人容易得心血管疾病。

如果平常都是精神过度紧张，甚至影响睡眠、生活，造成抑郁、焦虑的，要注意排查有没有同时存在精神心理问题。先问自己三个问题来排查，第一是有没有睡得不好，甚至晚上要吃药才能睡觉，严重影响白天上班和生活；第二是有没有莫名其妙的心烦不安，对以前很感兴趣的事情，现在完全失去兴趣；第三是有没有老觉得身体非常不舒服，但是身体检查正常，也没有发现可以解释的原因。这三个问题里如果有两个问题回答是，那么不排除存在精神心理方面的问题，要寻求专科医生的帮助，让专科医生进一步诊断评估。

高血压跟健康的四个元素相关。影响健康的四个元素分别是：第一，父母遗传基因的影响；第二，环境因素；第三，医疗条件；第四，也是最重要的因素，与生活方式密切相关，我们的生活方式决定我们的健康状态。

高血压的预防是从改变生活方式，保持良好生活习惯的四大基石开始：①有合理的膳食，均衡营养，注意少盐少糖少油，适当补充蛋白质和钙剂。②保持适量的运动，加速新陈代谢，提高抵抗力。③戒掉不良嗜好，戒烟限酒。④要做到心理平衡，保持良好的心理状态。

04/

压力大、生气就胸痛得厉害，是患了心绞痛吗

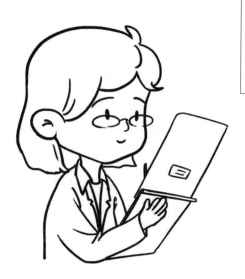

不一定。也可能是患了更年期假性心绞痛，需要去医院让医生帮忙鉴别诊断。

一提到女性更年期，往往给人的印象就是爱哭爱闹、睡不着觉，但除了这些以外，还有些女性会出现胸闷气短、头晕心慌，说到这里，很多人第一时间会联想到是不是患上了心血管疾病。举个门诊遇到的典型案例：患者张女士，52岁，高中英语老师，平时上课的时候英姿飒爽，还获得过市优秀教师，但近两年，她明显感觉精神不济，最主要的症状就是头晕心慌，有时还会出现胸痛，遇到些不愉快的事情就发作得更加频繁，甚至有一次叫救护车去的医院，检查后除了轻度的血压高、血脂高外，未发现明确的心血管疾病，回来后老伴说她是装病，张女士觉得非常委屈。医生跟她说："您这是更年期假性心绞痛，也叫'更年心'，去妇科内分泌门诊看看吧。"张女士被吓得不轻：这个病严不严重啊？

带着张女士的疑问，在这里跟大家一起来谈一谈什么是更年期假性心绞痛，与冠心病心绞痛有什么区别。

不少50岁左右的女性朋友，因心慌胸闷、血压升高、心前区疼痛等症状到医院就诊时，医生详细地询问病史及体检后，发现她们之中大部分人患的是一种医学上称之为"更年期假性心绞痛"也称"更年心"的更年期综合征。它是以心血管系统的症状为主要表现，比如心慌、气短、胸闷、心前区不适，但又不像心绞痛那种压榨濒死感，心电图等检查都查不出异常。而且越是受教育程度高的女性，比如教师、医生、白领、管理人员等，越容易出现这种症状。究其原因，与围绝经期卵巢功能减退，卵巢分泌的雌激素水平下降有关。女性年轻的时候由于雌激素的作用会使皮肤水润光滑、骨骼强韧，而且雌激素能够调节脂肪分布，保持身材良好；同时，对于心血管系统而言，雌激素也能够像一把保护伞一样，起到预防心血管疾病的作用。而当女性进入更年期甚至绝经后，雌激素的水平急剧下降，会影响血管收缩作用和激素的正常分泌与代谢，造成血管痉挛，进而出现心血管系统诸多症状，多表现为心慌，长出气、叹气样呼吸，还可能会出现胸闷、心前区疼痛，部分患者会有血压升高、心律不齐等症状，但通常都伴有失眠、多梦、潮热、头痛、头晕及月经紊乱等表现。所以，更年期假性心绞痛并不是医学上定义的心脏病，而是一种以心血管系统表现为主的更年期综合征。

再来看看真正的冠心病心绞痛是怎样的，冠心病心绞痛主要是由心肌缺血、缺氧所引起的心前区疼痛，特点是在劳累、情绪波动、饱餐等心肌耗氧量增大的情况下出现前胸阵发性的压榨性窒息样感觉，主要位于胸骨后，可放射至左前臂，持续数分钟，往往经休息或舌下含服硝酸甘油后迅速消失，是一种心脏血管改变所导致的心脏病。冠心病心绞痛最主要的原因是冠状动脉粥样硬化、斑块形成，而高血脂、高血糖则是冠状动脉粥样硬化、斑块形成的罪魁祸首，是心血管疾病的根源所在。绝经后女性腰腹部脂肪堆积过多，内脏脂肪增多，脂肪向心性分布，会进一步导致冠心病、高血压等心血管疾病的发生风险增加。

最后，总结一下更年期假性心绞痛和冠心病心绞痛的区别。

疼痛性质不同

更年期假性心绞痛心前区疼痛较局限且表浅，有时疼痛部位不固定，呈针刺样痛或持续隐痛，常有不安和胆怯的感觉，历时 1~2 秒钟或持续数小时、数天，甚至持续疼痛数周；冠心病心绞痛则是突然发作的压榨性或窒息性疼痛，位于胸骨后方，可放射至左肩、左上肢，往往迫使患者立即停止活动，疼痛持续 3~5 分钟。

发作诱因不同

更年期假性心绞痛发作多与运动无关，与情绪、精神有关；冠心病心绞痛多在体力劳动、情绪激动、受寒、饱食等情况下发生。

───────── 缓解方式不同 ─────────

冠心病心绞痛经舌下含服硝酸甘油可迅速缓解消失；而更年期假性心绞痛含服硝酸甘油大多无效，情绪平稳后多可自行缓解。

───────── 检查结果不同 ─────────

冠心病心绞痛发作时常有心电图异常，典型者 S-T 段下降或 T 波倒置，冠脉造影可表现为冠状动脉硬化、狭窄；而更年期假性心绞痛发作时心电图多无明显改变，冠脉造影也没有上述改变。这样大家就能更清晰地辨别两种情况。

值得一提的是，更年期乃至绝经后的女性由于卵巢功能的逐渐衰竭，雌激素水平降低，女性的身体成分也会发生改变，比如脂肪含量增加、肌肉含量减少，这些身体成分的变化加之雌激素的缺乏，易引起血糖、血脂、血压的升高。腰腹部脂肪过多堆积，内脏脂肪增多，从而导致冠心病发生风险增加。所以当更年期的女性朋友们出现心慌、气短、胸闷、胸痛等症状时，千万不要忽视这样的情况，一定要及时去医院就诊，让医生来帮忙鉴别诊断，提供最佳的治疗方案。

05/

为了预防心血管疾病，每年体检应该查些什么呢

动态心电图、外周血管的 B 超、CT、冠状动脉造影等检查可辅助鉴别诊断心血管疾病。

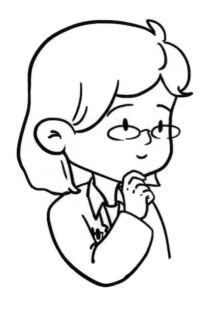

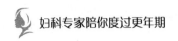

1. 动态心电图

动态心电图是无创的检查，一般检测 24 小时，可评估记录时间段内的心率正常或异常，有没有早搏、心动过速、心动过缓、停搏、恶性的心律失常，等等。

2. 外周血管的 B 超

外周血管包括颈椎动脉、下肢动脉等。动脉粥样硬化是全身性疾病，当然不一定说外周动脉有斑块，冠状动脉就一定有，但确实存在一定的相关性，可以作为参考。

3. CT（电子计算机断层扫描）

CT 检查很重要！持续的、难以忍受的胸痛是很危险的。冠状动脉 CT、肺血管 CT、主动脉 CT，在有条件的医院里三联扫描可以早期发现问题，选择不同的治疗方案，可以更有效地挽救生命。疑诊冠心病的时候，冠脉 CT 可以通过三维重建，做出血管影像。但其局限性在于重建的影像可能失真，低估或者高估了真实的狭窄程度。因为需要使血管显形，所以这些 CT 都要使用造影剂，而造影剂的代谢几乎完全通过肾脏，因而有肾脏疾病的患者要慎重。

4. 冠状动脉造影

冠状动脉造影是有创性检查手段，可用于冠心病的诊断，并有助于指导冠状动脉介入治疗。目前常规是通过桡动脉或者股动脉穿刺，使造影管通到冠状动脉的开口，让造影剂充满整个冠状动脉，在透视下显形。冠状动脉造影曾经被认为是诊断冠心病的金标准，通过该项检查可以看到冠脉中是否有斑块，以及斑块的性质等，是否影响了心肌血供。其缺陷在于，毕竟是有创操作，穿刺动脉，需要植入水笔芯粗细的管子。和冠脉 CT 一样，肾功能不全的患者可能会因造影剂的使用引起肾功能恶化。

　　还有很多检查检验针对不同类型的心脏病，可能并不常规，各自有相应的适应证，同样的道理，每个检查都有相应的缺陷，不能互相取代。比如胸闷不适，冠脉造影看了冠脉没有问题，但不做动态心电图就不能排除是不是心律失常引起的症状，不做心脏超声就不能排除心肌病、心衰引起的症状。当然，检查项目都是根据个人情况对某方面疑似诊断而进行针对性排查，不是盲目筛查。更重要的是所有的辅助检查都是临床参考，要根据病史情况综合分析后给出诊断及治疗。

06/

潮热出汗，需要做
冠状动脉造影吗

如果只是单纯的潮热出汗，多数是更年期症状，不必行冠脉造影检查。具体还需要医生根据病情决定是否需要做冠状动脉造影。

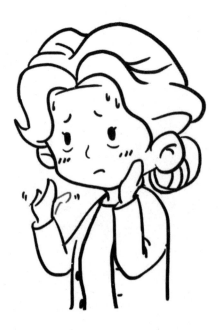

提到冠状动脉造影，就不得不说说冠心病。冠状动脉粥样硬化性心脏病就是我们常说的冠心病。实际上，冠状动脉造影，是检查冠状动脉病变的。冠状动脉包绕着心脏，为心脏供给必需的血液、氧气，营养心肌。冠状动脉分为左右两支，即左冠状动脉和右冠状动脉，然后各自再发出分支。如果把心脏比作一片"土壤"的话，冠状动脉就是灌溉"土壤"的"河道"，冠心病就是冠状动脉粥样硬化、斑块形成，即发生了"河道"堵塞，"土壤"得不到灌溉，心脏这片"土壤"就会枯死，这时候，心肌梗死就发生了。一般来说，冠脉造影一方面是为了明确冠状动脉疾患的诊断，另一方面是以治疗冠状动脉疾患或评价治疗效果为目的。冠脉造影是诊断冠心病的金标准。

我们再来谈谈哪些人需要做冠脉造影检查。一是存在高危因素：如血脂异常、经常有胸痛胸闷的人都属于冠心病、高血压高危人群，这些人群需要做冠脉造影来排除冠心病。二是心绞痛发作频繁：曾被确诊患有冠心病并且心绞痛发作逐渐频繁，不干重体力活也会有心脏疼痛的人。三是服用药物效果差：经常存在心绞痛症状，并且每次发作时间长，服用药物效果不明显的患者需要及时做检查。四是突发胸痛：突发胸痛症状并且超过30分钟，同时伴有大汗淋漓、呼吸不畅，有窒息感时要警惕。

总的来说，单纯的潮热出汗多数是更年期症状，不必行冠脉造影检查，不过，医学上的事非常复杂，具体什么情况需要做冠脉造影，咱们还是好好听医生的专业建议。

07/

听说吸烟容易患心血管疾病，是真的吗

更年期女性卵巢功能衰退，缺少雌激素，失去雌激素对心血管的保护作用，容易发生心血管疾病。如果同时还有吸烟这种不良习惯，那么心血管疾病更加容易找上门。

吸烟容易导致慢性病的发生，比如失眠、牙周炎、冠心病、慢性阻塞性肺疾病等，尤其对女性的生殖健康也是有影响的，会导致生育率的降低。吸烟也容易导致癌症的发生，比如喉癌、口咽癌、食管癌、气管癌、支气管癌、肺癌等。此外，吸烟对心血管是有危害的，会导致血压的升高。由于香烟里面主要的成分是尼古丁，尼古丁的吸入会刺激人体内的甲状腺素、肾上腺素分泌增多，从而引起血压的升高以及心跳的加快，长期的吸烟还会影响血管，导致血管发生收缩或者痉挛。如果血管长时间地收缩痉挛，它的血流阻力是增大的，血液变黏稠，会加速动脉粥样硬化的发生，最终导致血栓的形成，血栓形成之后容易发生脑梗死、心肌梗死、肺栓塞等一系列的凶险疾病。

其实不论是自己吸烟还是吸入二手烟，对身体健康都是有害的。对于女性而言，即使是二手烟，也容易导致乳腺癌、冠心病的发生。对于青少年女性，吸烟容易导致脑肿瘤、白血病，甚至是猝死。研究表明，不管是准爸爸吸烟，孕妇被动吸入二手烟，还是孕妇本身主动吸烟，都会对胎儿的生长发育产生不利的影响，增加胎儿患先天性心血管疾病的风险，这也是导致死婴的重要原因之一。在全世界前八位导致死亡的疾病当中，有六种是和吸烟相关的，吸烟者的平均寿命比不吸烟者缩短十年。经预测，从 2005 年到 2030 年之间的 25 年，烟草将会使全球死亡人口累计超过 1.75 亿人，对人类的影响非常大，对我们身体健康造成的影响更是不容忽视的。

女性心血管的健康状态，随着更年期的到来逐渐变差，年纪越大，心血管的健康状态越差。更年期女性卵巢功能衰退，缺少雌激素，失去雌激素对心血管的保护作用，容易发生心血管疾病。如果同时还有吸烟这种不良习惯，那么心血管疾病更加容易找上门。

更年期女性怎样远离香烟的伤害？首先一定要戒烟，其次也要避免二手烟带来的伤害。更年期是人生当中的必经阶段，谁也不能阻挡更年期的到来，我们要坦然接受更年期的变化，改变可以改变的因素，坚决戒烟，同时保护自己免受二手烟的伤害，对二手烟说不。

08/

我又胖又不爱运动，
会患心血管疾病吗

更年期肥胖容易引发
心血管疾病。

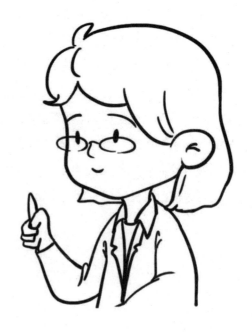

我们可以来简单地测一测身高（厘米）减去 100 是大于体重（千克）还是小于体重，比如身高是 160 厘米，减去 100 之后就是 60，代表 60 千克，如果体重超过 60 千克，就可能是肥胖。另外还要看腰围，如果腰围大于 80 厘米，也要警惕肥胖的可能。通过这个简单的检测，可以先自己筛查一下是不是肥胖的危险人群。

肥胖在 1984 年就被定义为一种疾病。在 1997 年，世界卫生组织就发表了关于肥胖的问题报告，宣布肥胖已经成为全球的流行病，危害着我们的健康。肥胖是一种慢性代谢性疾病，损害健康，容易引发高血压、糖尿病、不孕症、痛风、心脏病、乳腺癌、子宫内膜癌等疾病，尤其是高血压、糖尿病、不孕症的发生率比普通人高达三倍以上。同时肥胖也会影响心理状态、社会交往、生活质量，甚至缩短寿命。在过去的 35 年，肥胖的发生率几乎增加了 50%，调查发现，全球的成人中，肥胖人口已经超过了瘦子，而且中国超越美国成为全球肥胖人口最多的国家。值得注意的是，女性超重和肥胖的发生率始终高于男性，所以女性朋友控制体重要比男性朋友更加努力。还有基因、饮食结构、环境的影响，和其他国家相比较，中国人的脂肪更倾向于堆积在内脏组织中，这种隐匿的腹型肥胖，相对于欧美人看得见的胖会更危险，同样体重的中国人和欧美人，中国人发生高血压的风险更高。

肥胖容易引发心血管疾病。由于肥胖患者的脂肪堆积增厚，增加血液的循环量，心脏负担重，会引发血压的升高，同时摄入高热量食物，会刺激交感神经收缩血管，加重血压的升高。血压过高，血管壁内皮的功能受到损伤，血液中的脂肪容易沉积在血管壁，会导致心血管动脉粥样硬化。肥胖患者血液循环量增多，心脏负担加重，心脏比正常人肥大，血液的糖分和脂肪的含量高，损伤血管壁，加重心脏病，特别容易出现心绞痛、心肌梗死、心律失常等情况，甚至是发生猝死。

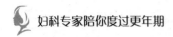

　　进入更年期、围绝经期阶段的女性，卵巢功能下降甚至衰竭，雌激素的分泌减少，失去对心血管的保护作用，同时机体各项功能由于年龄的增长在减退，代谢率降低，更容易发生肥胖和高血压。

　　我们要坦然接受和面对更年期的变化，接受人生中不能改变的历程，努力去改变可以改变的因素，比如控制体重，管住嘴，迈开腿，必要时寻求专业医生的帮助，减少和避免心血管疾病的发生，顺利地度过更年期。

09/

更年期血压波动，就是患了高血压吗

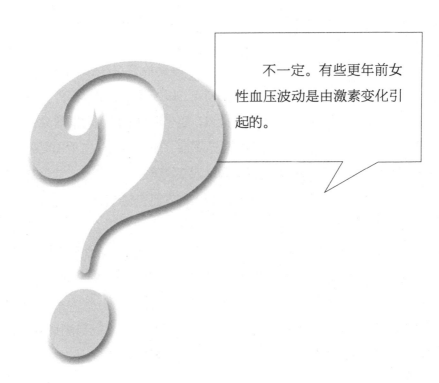

不一定。有些更年前女性血压波动是由激素变化引起的。

女性绝经前体内是高雌激素状态，很少出现糖脂代谢紊乱，绝经之后，容易出现糖脂代谢紊乱，是因为雌激素水平下降，可能会出现糖耐量的降低，甚至糖尿病的风险增加，血脂也容易出现异常。女性绝经后体脂分布会从女性型向男性型转变，这是什么意思呢？女性型是指 S 形曲线，凹凸有致；男性型意味着脂肪开始向腰腹部沉积。另外，女性绝经后还容易出现血管收缩功能的障碍，血管扩张，血压会下降，如果血管不停地收缩，血压就会升高。总之，绝经对血压来讲是一个不好的影响因素，容易出现血压的波动。如果长期无法控制血压，就会增加患心血管疾病的风险。

什么是更年期高血压？什么是高血压？二者的区别在哪里？更年期高血压以收缩压升高为主，舒张压通常是正常的，而且血压的波动在不同的时间是比较明显的，比如今天早上血压高，晚上就不高了，今天血压高，明天就不高了，同时伴随的症状大多是与更年期相关的阵发性潮热盗汗。而高血压表现出来的是持续的收缩压和舒张压的升高，无论什么时候去测血压，血压都是升高的，伴随的主要是一些心血管疾病的症状，比如头晕、头痛、心慌等。

医生会通过询问病史、体格检查、辅助检查来帮您判断。通过询问病史，可以大概了解您的血压波动特点，以及伴随症状。另外，患者需要做一些相关的检查，比如性激素检查，更年期高血压患者的雌激素水平很低。为了排除高血压，还需要去检查眼底、做心电图。在更年期高血压患者身上，看不到眼底和心电图的异常改变，但是这些患者通常会有更年期不适症状，通过性激素治疗，这部分人群的血压趋于稳定，这时就可以判断为更年期高血压，而不是高血压。

高血压的患者通常表现为持续的血压升高状态，查血脂以胆固醇升高为主，这时就要考虑高血压的可能，要进一步查眼底和心电图，通常都会有一些异常的发现，这时诊断为高血压，就要以降压治疗为主了。不管是更年期高血压还是高血压，都要进行血压的监测。非同日测量血压 3 次，而且血压的平均水平 ≥ 130/80 毫米汞柱，才能诊断高血压。

10/

更年期高血压
如何防治

控制体重、钠盐摄取量、饮酒量，戒烟，适当减压等可帮助防治更年期高血压。

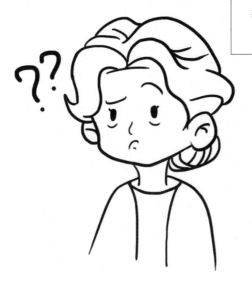

了解更年期高血压的危险因素，才能通过避免这些危险因素来达到防治的目的。高血压的危险因素包括：体重过重、钠盐的摄入量过多、不良生活习惯（如吸烟、过度饮酒、心理压力过大等）。

前面提到进入更年期，雌激素水平波动性下降，脂肪容易沉积在腰腹部，体重也容易增加。如果您的体重指数在 18.5~23.9 千克／平方米，属于正常体重；即使您体重正常，还要进一步关注腰围，女性腰围＞80 厘米，就属于腹型肥胖；如果体重指数是在 24~27.9 千克／平方米，属于超重；体重指数 ≥ 28 千克／平方米，属于肥胖。建议通过平衡膳食和定期运动来减轻体重。目前已知减轻体重是心血管疾病的一级预防措施，但要注意不能走极端，把体重控制在正常范围内就可以了，不需要把体重降到消瘦的状态（体重指数 ＜ 18.5 千克／平方米）。

要控制钠盐的摄入，《中国居民膳食指南（2022）》中推荐大家少盐饮食。少盐的概念是指每天氯化钠的摄入量要少于 5 克，这 5 克当中除了食盐，还包含所有常吃的咸味食品，比如咸菜、咸肉、豆腐乳等，所以我们不单要注意食盐的摄入，还要减少这些咸味食品的摄入。

控制每天的饮酒量。控制酒精量 ≤ 15 克／天，15 克是怎么来的？当然是用公式算出来的，酒精量的克数 = 每天饮酒量的毫升数 × 此酒的酒精含量（就是酒的度数）× 0.8（酒精的比重）。但是各种不同的酒，度数不同，有不同的毫升数，15 克相当于每天喝 450 毫升啤酒，或者 150 毫升葡萄酒，或者 38 度白酒 50 克。

另外，更年期要戒烟。戒烟不只是避免心血管疾病最经济有效的干预措施，同时香烟中的尼古丁也增加肺癌患病率。所以一定要进行戒烟，戒烟的时候可以进行行为治疗，通过心理、家庭以及社会的支持来干预，甚至烟瘾比较重的情况下，还可以通过药物来缓解。

更年期女性要注意给自己适当减压。这个阶段的女性上有老下有小，同时也是单位的中坚力量，生活、工作压力都非常大。这时更应该关注自身，适当放慢自己的生活节奏，培养更多的兴趣爱好，坚持锻炼身体，注意增加社交和脑力活动。同时要积极与家人、朋友以及医生沟通，缓解自己的心理压力。

如果在更年期出现了血压波动，不一定就是高血压。到底是不是，需要去医院就诊，请专科的医生来判断。绝经之后雌激素的波动导致了血管扩张功能障碍，补充外源性雌激素后，会使血压得到改善，趋于平稳。同时绝经激素补充治疗还能缓解一系列更年期不适症状。有内科合并症的患者，比如合并高血压、糖尿病，多学科医生合作会给患者带来最大的获益。

11/

我爸妈有高血压，我也会得吗

有高血压家族史的人，发生高血压的风险比普通人高。

高血压是遗传和环境因素共同作用的复杂疾病。如果父母都是高血压，子女高血压的发生率接近50%；如果父母血压正常，子女高血压的发生率不到10%。两者之间存在明显的差距。高血压并不是一种遗传病，只是和遗传有相关性，具有明显的家族聚集性。有高血压家族史的人，发生高血压的风险比普通人高。

12/

"神药" 阿司匹林
需要吃吗

医生在用药之前要进行个体化评估获益 – 风险比，决定是否需要应用，患者一定不能擅自用药。

让我们一起揭开"神药"阿司匹林的面纱，阿司匹林是一种人工合成的解热镇痛抗炎药物，化学分子叫乙酰水杨酸，"前身"水杨酸存在于柳树、桃金娘中，已有 4000 多年的药用历史。1897 年，德国化学家霍夫曼将水杨酸制成乙酰水杨酸，并赋予它一个新的名字，至此阿司匹林诞生了。因其疗效好、毒性小，阿司匹林逐渐成为全球处方最多、最畅销的药物之一。那么阿司匹林是如何对心血管疾病起到治疗作用的呢？这里首先介绍一种叫作环氧反酶（COX）的酶类，在伤口止血愈合的过程中，COX 酶会活化，使血小板聚集、结成血块，起到止血作用。然而该过程若发生在血管，血块会阻塞血管，导致脑血栓、心肌梗死等严重后果。阿司匹林可以抑制与凝血有关的 COX 酶活性，起到抑制血小板聚集、抗血栓的作用，通过这些作用来治疗心血管疾病。

既然阿司匹林对心血管疾病有这么多好处，为了预防更年期的心血管疾病，是不是可以平时就吃一些呢？让我们一起来看一下科学家最近几十年对"神药"的研究结果。2017 年之前的研究结果表明，长期预防性使用阿司匹林能够显著降低非致死性心肌梗死、缺血性脑卒中（脑血管栓塞）的发生风险和主要心血管疾病的死亡风险，然而同时会增加胃肠道出血和脑出血的风险，但总体的好处还是大于风险的，因此之前很多国家的医生会推荐每天服用小剂量的阿司匹林来预防更年期的心血管疾病。随着医学的不断发展，2018 年之后的研究又提出了不同的声音，研究结果指出长期预防性使用阿司匹林能降低心血管缺血事件的同时也会显著增加出血风险，好处和风险大致相当，阿司匹林一级预防的净获益较前降低。

那么，为了预防更年期的心血管疾病，到底该不该吃阿司匹林，有没有用呢？结合目前的研究结果，我国医生给出以下 3 点意见。

（1）10 年心血管预期风险较高但出血风险不升高的更年期女性可考虑服用小剂量阿司匹林（75~100 毫克 / 日）进行心血管疾病的一级预防。

（2）70 岁以上的绝经后女性不应为了预防心血管疾病而常规服用小剂量阿司匹林。

（3）出血风险升高的更年期及绝经后女性，也不应为了预防心血管疾病而常规服用小剂量阿司匹林。

在用药之前需要个体化评估获益 - 风险比，决定是否应用，而这项工作需要交给医生来完成，一定不能擅自用药。在日常生活中，我们可以通过健康饮食、合理运动、戒烟限酒、保持良好心情等多种方式来预防更年期心血管疾病，至于药物预防，这项工作就交给医生来承担，健康更年，有医生一路相伴。

更年期常见
妇科疾病

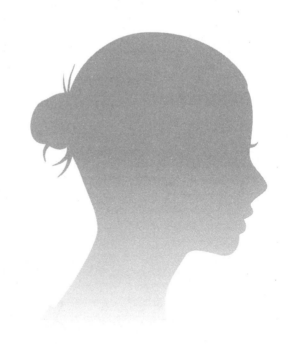

01/

怎么判断自己有没有
患宫颈癌呢

可以通过宫颈癌的早期症
状和宫颈癌筛查来判断。

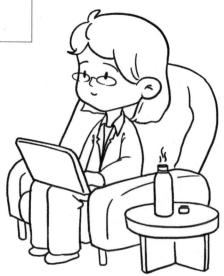

一、宫颈癌有哪些早期信号

阴道不规则出血

非经期出现少量阴道出血，容易被忽视为月经不调。还有绝经后的阴道出血，容易被看作更年期表现。其实，这两种不规则的阴道出血是宫颈癌的早期信号，属于首发症状。

接触性出血（同房出血）

部分患者（年龄在 30 岁以上，已生育过的女性）可能会出现同房后阴道出血，即接触性出血。

阴道分泌物（白带）异常

大多表现为白带增多，并伴有颜色(混有血色)和气味(恶臭)的变化。

腹部刺痛

月经前后经常出现小腹刺痛。

宫颈糜烂

宫颈癌筛查很有必要，需要注意的是，早期的宫颈癌是无明显症状的，非常容易被忽略，要想及时发现宫颈癌，最佳的方式就是定期做妇科体检，其中宫颈癌筛查是不可忽略的。

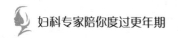

二、什么是宫颈癌筛查

宫颈癌筛查是通过一些简单无痛而有效的检查方法，了解是否患有宫颈癌及癌前病变。

三、宫颈癌筛查的方法是什么

宫颈液基薄层细胞学检查（TCT）+ 人乳头瘤病毒（HPV）检查联合筛查。

TCT 是宫颈癌筛查的基本方法，指在显微镜下观察宫颈细胞，查看宫颈细胞是否有异常。TCT 对细胞的宫颈癌检出率为 100%，同时还能发现部分癌前病变，微生物感染如霉菌、滴虫、病毒、衣原体等。

HPV 病毒学检查相对于细胞学检查敏感性高，特异性低，可与 TCT 联合应用于宫颈癌筛查。数一数有多少 HPV 病毒——HC2 检查；看一看有多少种 HPV 病毒——HPV 分型检查。

四、宫颈癌筛查会疼吗

不会，宫颈癌筛查只需要由医生从被检查者的阴道放入检查的阴道窥器，轻轻地用一个十分柔软的小刷子在宫颈表面取一些细胞去化验，这个过程大约数分钟，被检查者没有什么明显的感觉，更没有伤口，检查完马上可以下地活动。

五、宫颈癌筛查多久检查一次

（1）年龄 ≤ 21 岁的女性，免疫力比较强，即使发生 HPV 感染也可以自行清除，多为一过性感染，所以该阶段的女性并不推荐进行筛查。青春期女性预防宫颈癌的方法主要是注射 HPV 疫苗以及安全性行为的咨询。

（2）21~29 岁的女性，推荐每 3 年进行一次细胞学检查（TCT 检测）。30 岁以下的女性 HPV 感染多为一过性感染，能通过自身的免疫将病毒清除掉，这个过程一般需要 9~16 个月时间。

（3）30~65 岁的女性，推荐每 5 年进行一次 HPV 检测与宫颈细胞学检查，或每 3 年进行一次细胞学检查。

（4）年龄＞65 岁的女性：①如既往多次检查结果都为阴性（在过去 10 年内连续 3 次细胞学结果阴性或连续 2 次联合筛查阴性，且最近的一次筛查在 5 年之内），并且没有高级别宫颈癌前病变，则不需要再继续筛查。②既往有宫颈高度病变或原位腺癌的患者，应该在病变消退或治疗后继续筛查足够 20 年，即使超过了 65 岁的年龄界限，也要进行 TCT 和 HPV 筛查。如果有阳性检查结果，应及时就诊妇科，具体情况具体分析。

（5）子宫切除的女性，因为没有宫颈所以不需要检查。但有个前提是患者在过去 20 年中没有患过子宫颈上皮内瘤变（CIN）Ⅱ级、CIN Ⅲ级、原位癌或宫颈癌。

（6）接种过 HPV 疫苗的女性也不可掉以轻心，需要遵循的筛查建议同未接种疫苗的女性是一样，遵照年龄段进行筛查。

六、宫颈癌筛查异常怎么办

（1）一般这个时候就需要做一次阴道镜检查，通过阴道镜可以直接看清楚宫颈哪个部位有问题，病变是否严重，阴道镜活检病理检查就能得出最后诊断。

（2）假如是癌前病变，需要做宫颈锥切治疗，就是所谓的"LEEP"刀，做完"LEEP"刀后仍然可以顺利怀孕生产。

（3）假如不幸确诊宫颈癌，现在也有很多治疗手段，比如手术治疗、放射治疗和化疗。

02/

一旦感染 HPV 病毒，
就注定会患宫颈癌吗

答案是否定的。

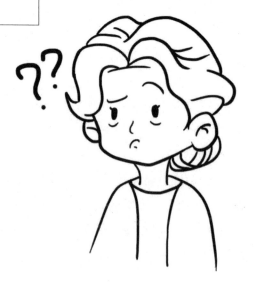

自 HPV 与宫颈癌的"亲密关系"被查实至今，许多女性谈"HPV 感染"色变，认为感染 HPV 就注定要患宫颈癌，常常寝食难安，夜不能寐……

那么感染 HPV 后是不是就开始向宫颈癌慢慢靠近？HPV 测到阳性是不是就离宫颈癌不远了？更年期女性一旦感染 HPV 病毒，就注定会得宫颈癌吗？

我们先来了解 HPV 与宫颈癌之间的"爱恨情仇"，了解他们之间如何"相爱相杀"。

一、HPV 到底是什么病毒

HPV 是一种具有种属特异性的嗜上皮病毒，属双链闭环的小 DNA 病毒，包含约 8000 个碱基对。

其实，乳头瘤病毒（PV）在自然界广泛存在，比如哺乳动物、鸟类体内都会有这种病毒，只是被人类感染的称为人乳头瘤病毒（HPV）。HPV 感染人类后，可引起良性和恶性肿瘤等病变，恶性肿瘤中我们最常听说的便是宫颈癌。

二、HPV 感染导致宫颈癌的机制是什么

HPV 感染是个漫长的过程，从感染—持续—发生侵袭要经过 10~20 年，首次感染 2 年左右，约 91% 病毒可自发清除，9% 持续感染。

医学上根据感染后致病力的不同将 HPV 病毒分为高危型和低危型，比如 16、18 型便属于高危型。那么，一旦感染了高危型就会慢慢转变成宫颈癌吗？其实，感染 HPV 只是一个前提条件，持续感染才是宫颈癌的催化剂。

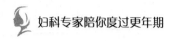

三、感染 HPV 后到底离宫颈癌有多远

――――――――― 离宫颈癌"遥不可及" ―――――――――

因为 HPV 感染后会自行清除，多数的 HPV 感染呈一过性，感染持续的平均时间大约为 8 个月，七成女性 12 个月内靠自身的免疫力能把病毒清除。

――――――――― 离宫颈癌"万里长征" ―――――――――

约两成的女性感染 HPV 后因自身免疫因素或其他因素不能清除病毒，那么形成 HPV 持续感染。

――――――――― 离宫颈癌"近在咫尺" ―――――――――

一旦感染后持续病变，部分患者会发生二级甚至三级病变，最终面临切除子宫的危险。

――――――――― 离宫颈癌"亲密无间" ―――――――――

若是从来未做过宫颈筛查，对自己是否感染 HPV 病毒一无所知，或者感染高危型 HPV 病毒后不管不顾，坐等二级、三级病变，那么病情就会向宫颈癌发展，一旦出现接触性阴道出血、阴道排出如水样或米泔状有腥臭味的液体、菜花样宫颈等表现，应高度重视，及时就诊，早期发现宫颈癌是关键。

03/

进入更年期，宫颈癌
疫苗是否有必要打？
打过疫苗就不会得
宫颈癌了吗

有必要，但打了宫颈癌疫苗，仍然建议定期做宫颈癌筛查。

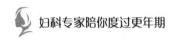

HPV 疫苗是全球唯一一个可预防癌症发生的疫苗，截至目前，已经问世的宫颈癌疫苗有二价、四价、九价，不同价的疫苗保护范围有所不同。

HPV 病毒大多通过性行为传播，所以 HPV 疫苗最好是在性生活发生前接种。但是 HPV 疫苗的注射标准并不是有无性生活，而是有无感染 HPV 病毒。

世界卫生组织推荐，9~13 岁女孩最适宜进行宫颈癌疫苗接种。美国食品和药品管理局的推荐范围更宽泛，9~26 岁均可接种。

目前获准进入我国的疫苗中，二价疫苗的推荐接种年龄为 9~45 岁；四价疫苗的推荐接种年龄是 9~45 岁；九价 HPV 疫苗亦适用于 9~45 岁的女性。

中南大学湘雅医院妇科主任张瑜认为，虽然女性最佳接种时间是首次性行为前，但有过性行为、没被人乳头瘤病毒感染的女性，仍可以接种 HPV 疫苗。

青少年男性也可以在医生指导下接种宫颈癌疫苗，预防肛门癌、阴茎癌的发生。

疫苗接种，是预防宫颈癌最有效的手段，从 2017 年到 2020 年中国宫颈癌 HPV 疫苗批签发量增长迅猛来看，大家对于接种 HPV 疫苗的意识和需求，正在不断地加强。2020 年中国宫颈癌 HPV 疫苗批签发量 1543.17 万，比上年增加 455.63 万，但是距离需求还有 1.5 亿 ~2.3 亿支的缺口。

在疫苗紧缺，约不到疫苗的情况下，大家最应该正视的一个观念就是，接种疫苗不要等！能接种到的和已经接种的疫苗，在您身体里起到防护作用的，才是好疫苗！所以等不到九价，可以接种四价，四价也要排队，就打二价，毕竟对于最危险的，导致 70% 宫颈癌的 HPV16 和 HPV18，二价也有相同的预防作用。

对于有性生活的成年女性，HPV 疫苗依然有积极意义。对于这一群体，不要由于纠结价型而等待，不采取行动。相关研究显示，感染 HPV 病毒又清除后的女性，接种疫苗之后仍有较好的保护效力。

另一方面，即便真的感染了，或者此前感染过，虽然疫苗保护效果打了折扣，也依然能够预防未来的感染，再加上免疫水平会随着年龄下降，因此，不要因为纠结疫苗价数而选择等待，越早接种越好。

打过疫苗就不会得宫颈癌了吗？不是！

第一，宫颈癌疫苗并不能覆盖所有高危型 HPV。目前发现可能和宫颈癌相关的 HPV 病毒大约有 13 种类型，而目前最新的宫颈癌疫苗——九价疫苗，也只能预防 7 种高危型 HPV 和 2 种低危型 HPV，还有 6 种高危型 HPV 没有被覆盖到。

第二，有一些罕见的宫颈癌和 HPV 感染无关，比如宫颈微偏腺癌，目前认为和 HPV 无关；宫颈透明细胞癌，发病机制也不清楚，有说和 HPV 有关，但是发病率低，证据不足。不过有数据表明，和 HPV 感染无关的宫颈癌，大约只占不到 1%。

第三，也许在注射疫苗之前，就感染了 HPV 病毒，那么注射的疫苗就是无效的。HPV 病毒是很常见的病毒，主要通过性接触传播，因为其足够常见，所以也有日常生活中偶然接触传播的机会。对于有性生活的女性，很容易理解，有可能在注射疫苗之前感染过 HPV，可以在注射疫苗之前查 HPV 是否阳性，但即便检查出未感染 HPV，也可能存在假阴性（没查准）的可能。对于无性生活的人群，仍然有偶然接触感染 HPV 病毒的可能性，当然概率极低。

第四，任何疫苗的保护作用都不是 100% 的，有的人打了疫苗也产生不了保护性抗体。不仅仅是宫颈癌疫苗，其他的疫苗，比如乙肝疫苗等也都是如此。

基于以上原因，即使打了宫颈癌疫苗，仍然建议定期做宫颈癌筛查。

04/

打 HPV 疫苗只是女性受益，跟男性没有太大关系，是这样吗

不是。男性感染 HPV 的风险不比女性小，常导致尖锐湿疣，并可能进展为头颈、肛门或阴茎部肿瘤。

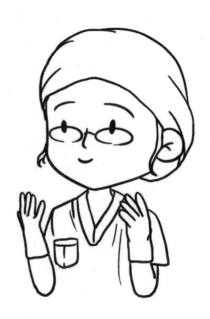

男性感染 HPV 的风险不比女性小，常导致尖锐湿疣，并可能进展为头颈、肛门或阴茎部肿瘤。在过去的 20 年中，此类疾病的发生率增加，由 HPV 感染导致的恶性肿瘤占人类所有恶性肿瘤的 5%。

可是，感染了 HPV 并不意味着就会得宫颈癌。因为 50%~90% 的 HPV 感染，可在感染后的数月至两年内，被免疫系统清除。

只有高危型 HPV 的持续感染，才会进展为恶性病变。而所谓"持续感染"，是指间隔一年以上，连续两次检测出同一高危型的 HPV 病毒。

在澳大利亚、德国等国家，不仅将这一疫苗的最适宜人群——青春期女孩纳入国家付费的免疫接种，同年龄段男孩也开始接种 HPV 疫苗。

国外医学界认为，HPV 病毒具有高度传染性，无论男女，患病的风险都很大，最好的办法就是全民接种宫颈癌疫苗，以预防疾病的发生。

2009 年，美国食品药品监督管理局（FDA）批准了 9~26 岁男性接种 HPV 疫苗的适应证。

适合男性接种的疫苗是四价、九价 HPV 疫苗，它们分别可抗击四种和九种 HPV 病毒，其中包括导致男性生殖器官湿疣（尖锐湿疣）的两种主要病毒类型——HPV6 型和 HPV11 型。

HPV 疫苗之父——哈拉尔德·楚尔·豪森曾表示，男性的确不会患宫颈癌，但他们是 HPV 病毒的主要传播者。因为男性在传播 HPV 病毒方面比较活跃，因此，为男性接种 HPV 疫苗，首先可以保护他们的伴侣，其次也可以保护男性自身，因为 HPV 病毒感染也会导致其他癌症，但比起女性宫颈癌，男性患病的概率要小得多。

05/

进入更年期，如何判断自己的乳房有没有问题

女性进入更年期后，乳房会发生一系列退行性的变化，乳房萎缩、松软下垂是正常的，不能通过过度使用激素达到丰胸的效果。

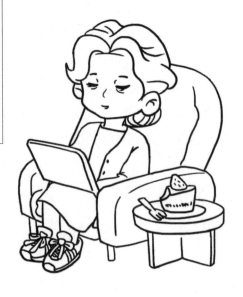

说起胸部，有的更年期女性关心乳房大小，有的关心乳房是否健康。于是，很多美容馆、养生馆就看到了商机——祖传手法疏通乳腺、秘制精油美乳丰胸，等等，连网上搜索也有很多膏贴号称一贴就能疏通乳腺、化掉硬块，据说不仅能治疗增生疼痛、肿块硬块，还能治疗纤维瘤。根据原国家食品药品监督管理局的要求，保健产品不允许宣称有预防、治疗疾病的作用。写着"保健液"却说能治疗乳腺癌，是绝对不可能的。但是在微商的疯狂推荐和免费体验的营销手段下，不少抱着试一试想法的女性动了心。

乳腺癌是很多女性一听就恐慌的疾病，随着其发病率的不断上升，乳腺癌变得广为人知。一些商家就把这当成了商机，打着"乳腺增生会导致乳腺癌"的宣传，通过无中生有、制造恐慌，来兜售毫无作用甚至有害的产品。这种所谓的"乳房保健"是真有神奇功效，还是花钱又伤身，甚至诱发乳腺癌？

乳房是由皮肤、脂肪、纤维组织和乳腺构成的，其中最重要的就是乳腺组织。乳腺是由输乳管和腺泡组成，方便理解，大家可以想象一串小葡萄，葡萄的主枝，就是乳头的一级导管；葡萄的小枝干，是乳房的各级导管；一颗颗的小葡萄，相当于腺泡，负责生产乳汁。对胸部有个大致的了解，我们就可以进入正题啦！有女性朋友问：按摩可以丰胸吗？答案是否定的。乳房的大小，主要跟人种、遗传、营养和激素水平有关，例如孕期乳房变大，是因为体内激素的变化，哺乳期后乳房就慢慢缩水。大部分的丰胸精油，其实是添加了激素，强行把小葡萄催熟成大葡萄，达到所谓的丰胸效果。但滥用激素是件非常危险的事，可能导致内分泌失调，引起或加重乳腺增生。长期处于这种环境，还可能诱发乳腺癌。想要乳房变大，除了通过增肥来增加脂肪，以及手术隆胸外，基本没什么其他的办法了。

有些女性朋友问：按摩可以排毒吗？答案同样是否定的。传言说：按摩乳房有利于淋巴流动，从而帮助身体排毒。这种说法也是错误的。淋巴网分布很广泛，有的在表皮，而大部分在深层，隔着一堆肌肉、脂肪，手根本按摩不到淋巴。而正常情况下，表面的淋巴也是摸不到的，如果能摸到，可能是炎症感染，淋巴结肿大。按摩可以改善乳腺问题吗？答案还是否定的。小心越按问题越严重！如上文所述，乳房就像串小葡萄，本身就很脆弱，按摩不当会导致问题越来越严重，例如以下几类乳腺问题。

乳腺增生，乳腺增生是因为体内雌激素水平太高，小葡萄营养好就异常地变大。这时来点带激素的精油，葡萄就进一步疯长，导致问题更加严重。

急性乳腺炎，哺乳期的腺泡小葡萄不断产生乳汁，若管道发炎堵塞，乳汁排不出去，葡萄涨大，就会导致乳房肿痛。这时正确的做法是：消除感染、排空乳汁。正规的手法可以帮助乳汁排空，但不靠谱的美容技师或者自己乱按，很容易将葡萄挤破，使得汁液到处都是，一塌糊涂。

乳腺纤维腺瘤，这是一种常见的良性肿瘤，如同有个袋子把坏细胞裹起来，肿瘤不会转移乱跑。但如果您去按摩，容易把袋子挤破，导致坏细胞乱窜，问题就严重了。

乳腺癌，一串葡萄中有几颗不正常的葡萄（癌细胞），它们到处捣乱、到处安家。这时再加点激素，来个按摩，使得坏葡萄能量满满，借着按摩的推力，癌细胞就会扩散。

有女性朋友来问：照您这么说，乳房按摩是完全没用吗？那倒也不是，专业的催乳师，正规的手法可以疏通导管，帮助乳汁排空，缓解急性乳腺炎症状。但想达到这种专业水平，需要很多年的系统学习，不是上个速成班就上岗的美容技师能达到的。做乳房保健前，一定要看清楚技师的资质。随便揉揉的非专业按摩，不仅花钱还受罪，导致乳腺问题越来越严重。

女性进入更年期后，乳房会发生一系列退行性的变化，其分泌的雌激素与孕激素均明显减少，由于缺少足够的激素刺激与支持，乳腺开始全面萎缩如乳房体积变小、松软下垂、皮肤皱褶增加等。但是这些是否意味着到了更年期就不用理会乳房结节和定期的乳房健康检查呢？答案是否定的。定期的乳房健康检查很必要，中年女性制定乳腺癌筛查计划，年轻人提醒自己的母亲不忘乳腺癌筛查，那么，乳腺癌死亡率每年下降的目标就不难实现。

06/

更年期女性的乳房大小和乳腺癌有关吗

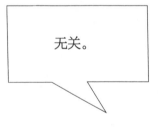

无关。

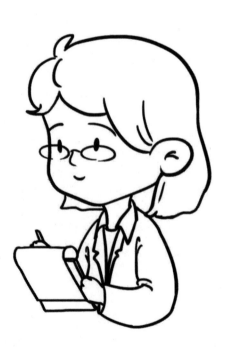

纵览目前已经进行的各项国内国外的研究，并没有足够的证据证明乳房大小与乳腺癌之间有直接联系，虽然遗传因素既会影响乳房发育又会影响乳腺癌的发生，但是对二者的影响是否有重叠现在还未可知。

其实我们应该关注的问题并不是乳房的大小，而是乳腺组织的致密程度。

女性的乳房基本上是由脂肪组织、腺体、导管系统和纤维组织等组成，脂肪组织占大部分的乳房，被认为是脂肪型乳腺，相反，除脂肪外其他组织占大部分的乳房，则被认为是致密型乳腺。其实无论乳房大小，每个人的乳腺腺体量都差不多，而影响癌变最大的风险之一是乳腺密度。

因为致密的乳房具有更多的结缔组织，在采用乳腺钼靶进行乳腺癌筛查时，会增大发现肿瘤的难度，因此具有致密乳腺的女性在乳腺检查时常常需要采取更多的筛查手段。

除了致密的乳腺组织外，还有什么因素与乳腺癌相关呢？

肥胖是其中一个重要因素。前面提到，女性乳房中占比很大的一部分是脂肪组织，脂肪很大程度上来源于日常的饮食，吃得越多，人越肥胖，体内脂肪含量就越多，而脂肪组织是决定乳房大小的关键因素，所以"长胖＝丰胸"的说法也并不是毫无道理。

除此之外，脂肪组织里还存在一种叫芳香化酶的物质，它会将女性体内的雄性激素转化为雌性激素，雌激素会刺激乳腺细胞过度增生，进而导致恶性肿瘤。更年期女性常常会有腰围增粗、体重增加、乳房增大等表现，从而增加了女性绝经后患上乳腺癌的风险。

从青春期到成年，女性体内的激素也趋于平衡，这里所言的主要是雌激素和孕激素，这时乳房基本发育定型。但随着生活压力的增大和不规律的作息，让女性体内激素分泌异常，导致乳腺增生。更年期的女性性激素水平波动较大，加之中年发福的现象，更是促进了乳腺癌的发生。而我国乳腺癌的高发年龄恰恰就是在更年期。

07/

更年期女性长期佩戴
胸罩会导致乳腺癌吗

佩戴胸罩与乳腺癌毫无关系。

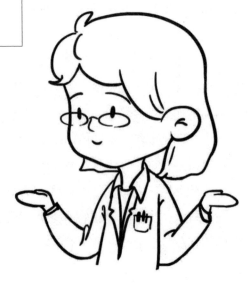

坊间流传着这么一种说法，每日戴胸罩超过 12 小时的女性，患乳腺癌的风险比从不戴胸罩的女性多 21 倍，而晚上睡觉也不摘下胸罩的做法，更会让乳腺癌风险增加 100 多倍。这种说法是这样解释的：因为胸罩压迫会影响乳房淋巴液的正常流通，久而久之就会使乳腺细胞癌变。那么这种说法究竟科学不科学呢?

对如今的成年女性而言，每日佩戴胸罩超过 12 小时是常事，如果这会让乳腺癌风险如此显著增加，那么显然女性早早就应该考虑放弃佩戴胸罩。美国癌症协会的一封回复信也明确表示，胸罩与乳腺癌毫无关系。一些切断乳房淋巴液流通的手术，也并没有被发现增加乳腺癌患病率，因此即使胸罩会阻碍淋巴液流通，也不可能导致乳腺癌。

但是，乳腺癌的高发，确实和女性开始佩戴胸罩是同步的，就好像脑瘤的高发和手机的普及是同步的一样，但这不能归结在胸罩上，也不能全算在手机上，因为与文胸、手机一样，逐渐发达丰富起来的，还有人们的饮食、营养和越来越重的精神压力，而这些是导致乳腺癌的综合因素，只不过胸罩离患癌的部位最近，所以最先被怀疑了。

乳腺是内分泌器官，它直接听命于内分泌的调节，而内分泌的全称是神经-内分泌，这意味着，内分泌要听命于神经，听命于大脑皮层，而后者也是个性、心情的"发源地"，也就是说，个性、心情、精神状况，会直接影响内分泌，再由内分泌发放指令作用于乳腺、子宫内膜等，所以，这些地方都可能成为精神压力的"突破口"，乳腺癌就是结果之一。

08/

更年期女性如何
预防乳腺癌

坚持科学的饮食习惯和生活方式、坚持体育锻炼、慎用含有激素的美容化妆品和药品等有助于预防乳腺癌。

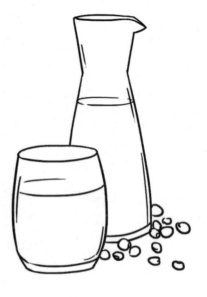

1.坚持科学的饮食习惯和生活方式：多吃富含维生素和矿物质的新鲜蔬菜和水果；不吸烟，限制酒精的摄入；少吃高脂肪食品以及烧烤食品。我国居民膳食宝塔对每天的饮食摄入进行了推荐，简单来说可以总结为：每天的主食摄入大概是两个拳头大小，水果是一拳，一个手掌大小的瘦肉，食用油的摄入要严格控制，大拇指一指节的量就足够，同时要保证足量蔬菜的摄入，一捧蔬菜较为理想。

2.坚持体育锻炼，增强机体免疫力：可以根据自己的年龄和身体状况，选择适合自身特点的体育运动项目，在运动过程中应尽量避免肌肉－关节－骨骼系统损伤，要持之以恒、循序渐进、动静适度，建议每天进行累积相当于步行 6000 步以上的身体活动，如散步、慢跑、太极拳等，能使头颈部、躯干、上下肢都得到全面的锻炼。

3.慎用含有雌激素的美容化妆品和药品。

4.尽量避免电磁辐射和接触放射线。例如看电视时要距电视机 2 米以上，烹调食物时要远离微波炉等。

5.保持积极向上的人生态度和豁达乐观的情绪。

6.定期进行乳腺健康普查。如果发现双侧乳房不对称、乳房有肿块或硬结、乳房皮肤水肿或凹陷、乳晕有湿疹样改变，应立即请专科医生诊断治疗。

09/

更年期，炎症反复发作，怎么办

> 除了药物治疗以外，健康的生活方式也有助于改善更年期炎症反复发作的相关症状。

女性进入更年期，有一类非常常见但又不好意思说出口的表现：老是觉得外阴阴道干涩、烧灼，性生活疼痛，也有一些更年期女性表现为尿急、尿痛、反复下尿路感染。这是因为更年期雌激素和其他性激素水平降低，引起生殖道、泌尿道萎缩，医学上将其称为绝经生殖泌尿综合征（GSM）。

随着人类寿命的延长，GSM 已成为影响女性健康及生活质量的重要因素。国外数据显示，绝经 1 年的女性 GSM 患病率为 64.7%，绝经 6 年的女性 GSM 患病率高达 84.2%。

女性更年期如果反复发生阴道炎、泌尿系感染怎么办呢?

首先要来妇科内分泌门诊,医生会帮您评估绝经的状态、GSM 症状的不适程度、对生活的影响程度,还有既往做过哪些治疗措施。另外,医生会给您安排相关检查,有时候还会完善 GSM 相关的问卷测评。

如果诊断为 GSM,对于仅有阴道干涩、性生活疼痛、反复尿频尿急等局部症状的患者,阴道局部涂抹雌激素制剂是行之有效的治疗方法,必要时联合阴道保湿剂或润滑剂有助于快速、有效缓解症状。

对于合并明显潮热出汗、骨关节痛等全身症状的 GSM 患者,如果没有激素补充治疗的禁忌证,应在医生指导下补充激素,若局部症状缓解不明显,可加用阴道雌激素制剂。

如果不能用激素,那么以外阴阴道萎缩、干裂症状为主的 GSM 患者,首选非激素类阴道保湿剂或润滑剂治疗。

除了药物以外,健康的生活方式也有助于改善 GSM 患者的相关症状。

(1)宽松的内衣可以改善空气流通,预防生殖泌尿道感染性疾病。

(2)健康饮食起居,规律健身,增加社交,可缓解 GSM 症状,减少绝经后心理疾患。

(3)保持适度的性生活有助于缓解阴道干燥,增加阴道血流,保持阴道内环境健康。

(4)戒烟、控酒有助于改善症状。

绝经后雌激素水平降低对身心带来的各种变化,我们要以乐观、积极的心态去面对,养成坚持锻炼的良好习惯,让更年无忧。

10/

更年期女性长痘的
原因有哪些

油脂分泌较多、生活习惯不合理、精神过度紧张、身体内分泌失调等是更年期女性长痘的主要原因。

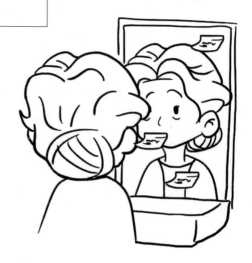

油脂分泌较多

更年期女性体内激素水平的变化，雌激素的减少，很容易影响到油脂的正常分泌，油脂分泌过多会导致毛孔堵塞从而引起排油不畅而长痘。

生活习惯不合理

更年期长痘还可能是因为平时的生活习惯不合理。更年期女性年龄多在 45 岁上下，进入更年期后睡眠质量会因为体内激素水平的变化而变差，身体容易疲劳，也容易长痘。

精神过度紧张

更年期女性因为身体的不适，很容易出现烦躁、紧张等不良情绪，这些情绪容易对皮肤造成不利影响，导致长痘。

身体内分泌失调

更年期女性很容易出现身体内分泌失调，从而引起长痘。这多是因为卵巢功能减退，垂体功能亢进，分泌过多的促性腺激素，引起自主神经功能紊乱。

11/

更年期女性长痘该如何治疗

可以通过中医治法、西医治法、调整饮食及生活习惯等来治疗。

一、中医治法

中医对于痤疮的治疗及身体体质的调理有很深的研究，可以根据患者自身的情况，辨证施治，制定最适合患者的治疗方案。常用的方法有针刺疗法、耳针疗法、挑刺疗法、放血疗法、埋线疗法、湿敷洁面法等。

二、西医治法

更年期痤疮的治疗有特殊性，更年期以后由于内分泌的变化而长痘，通常这种痘不是大包、结节或者囊肿。

西医的治疗方法多为对症治疗。

如果以红丘疹、脓疱为主，可以适当使用抗生素，比如盐酸米诺环素。局部可以做光疗，红蓝光对于轻度和中度痤疮效果比较好。

毕竟在更年期状态，口服药不作为第一选择，可以外用夫西地酸软膏、莫匹罗星软膏。

综上所述，更年期面部长痘以外用药为主，必要的时候可以口服盐酸米诺环素，但是不要服用太长时间，同时配以光疗，如红蓝光、光子。有的外用面膜含有抗生素或杆菌肽，对痤疮也有一定疗效。

三、健康的饮食

合理的饮食结构很重要。不要食用煎炸油腻、糖分过高的食物，亦不要食用酒及辣椒。少食用高热量食物和奶制品，如薯条、面包、全脂牛奶等。多食用一些蔬菜、水果、粗纤维的食物。

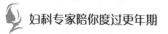

四、良好的生活习惯

按时作息，保持良好的生活习惯。一定不能熬夜，不要昼夜颠倒。晚上 11 点钟之前，要上床睡觉，每天保证 7 到 8 个小时以上睡眠时间。保持大便通畅，每天要保持 1 到 2 次大便。

五、清洁皮肤、避免暴晒

选择清水或者合适的洁面产品清洁皮肤，需化妆时选择不会堵塞毛孔的化妆品或者无油化妆品，一定记得及时卸妆。清洗问题区域，每天两次。如果发际线周围有痤疮，则每天都要坚持洗头发。另外，太阳照射会使痤疮恶化，因此日常生活中痤疮患者应该尽量避免暴晒，夏天进行户外活动时需要采取防晒措施。

六、心理疏导

心理压力过大会导致痤疮加重，当情绪激烈或起伏大时会影响人体的内分泌系统，因此在治疗痤疮时应配合心理疏导和心理健康教育。

更年期
性激素治疗

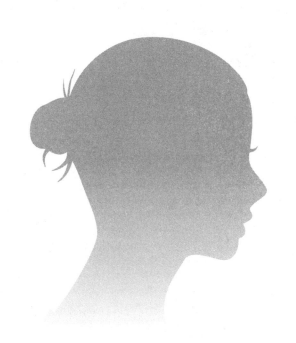

01/

听说激素可以延缓更年期，我也来点怎么样

更年期激素治疗不是人人都可以使用的，需要专业医生进行评估后使用。

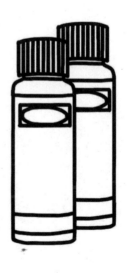

既然更年期激素治疗好处多多，那直接去药店买药可以吗？实际上，更年期激素治疗不是人人都可以使用的。

1. 要有适应证

（1）绝经相关症状：比如月经紊乱、潮热出汗、失眠、情绪波动大，等等。有一个 Kupperman 评分表，一般医生都会根据这个表格先进行评分，来评估更年期症状的严重程度。当然，这些症状也不是绝经特有的，不仅和绝经相关，也和自身环境、工作、家庭有一定的相关性，必要时需要和心理科医生协同解决问题。同时，需排除器质性疾病后再考虑与绝经相关，必要时联合相关专科会诊。

（2）绝经生殖泌尿综合征相关症状：比如阴道干涩、疼痛、瘙痒，反复下尿路感染，尿频尿急等。

（3）存在骨质疏松症高危因素，低骨量，绝经后骨质疏松症及有骨折风险。

（4）过早的低雌激素状态：如早发性卵巢功能不全、手术绝经、下丘脑垂体性闭经等。

2. 排除禁忌证

要通过体检排除不能用药的情况，这样才能进行绝经激素治疗。那么，哪些情况不能进行绝经激素治疗呢？

（1）已知或可疑妊娠。

（2）原因不明的阴道流血。

（3）已知或可疑患乳腺癌。

（4）已知或可疑患性激素依赖性恶性肿瘤。

（5）最近 6 个月内患活动性静脉或动脉血栓栓塞性疾病。

（6）严重肝肾功能不全。

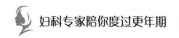
3. 慎用情况

还有部分人使用绝经激素治疗得慎重权衡利弊，需要经过医生评估，选择合适的药物、最佳的用药方式与剂量，并加强监测与随访，以求获益大于风险。

（1）子宫肌瘤。

（2）子宫内膜异位症及子宫腺肌病。

（3）子宫内膜增生病史。

（4）有血栓形成倾向。

（5）胆石症。

（6）免疫系统疾病：系统性红斑狼疮、类风湿关节炎。

（7）乳腺良性疾病及乳腺癌家族史。

（8）癫痫、偏头痛、哮喘。

（9）血卟啉症、耳硬化症。

（10）现患脑膜瘤（禁用孕激素）。

科学地进行更年期激素补充治疗，可以有效地缓解更年期相关症状；把握用药的窗口期，可以预防老年慢性疾病的发生。

02/

我经常情绪激动，有时又很低落，需要补充激素吗

对于症状比较重的女性朋友，首先要排除抑郁症。如果是单纯的更年期情绪异常，首选方法就是雌激素治疗。

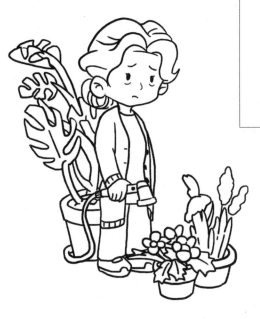

更年期女性要做好情绪管理，正确面对更年期出现的情绪变化，解除思想负担，保持生活规律，保持豁达、乐观的情绪，遇事不要着急、紧张，积极参加社交活动和文娱活动，多呼吸新鲜空气，学会转移注意力。

对于症状比较重的女性朋友，首先要排除抑郁症。如果是单纯的更年期情绪异常，可以积极地进行药物治疗。

缓解更年期情绪异常的首选方法就是雌激素治疗，但是补充激素需要遵循几个原则，如前文所述。总的来说，激素治疗的慎用情况比较多，具体就需要由专业的医生去帮助评估，一定要在医生的指导下去使用，在用药前还要进行详细的身体评估，并且千万不能忽视定期体检。要关注自己的身心健康，及时发现疾病的苗头并快速扑灭。

03/

进入更年期，我总是失眠，需要补充激素吗

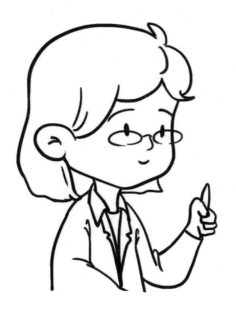

更年期失眠的最主要原因是雌激素的缺乏，所以治疗的有效途径就是补充激素。

更年期失眠的最主要原因是雌激素的缺乏，所以治疗的有效途径就是补充激素，失眠也是更年期激素补充治疗的适应证之一。但是能否服用激素还需要进行一些健康检查来具体评估，排除不能服用激素的情况，并且充分考虑慎用情况，然后在医生的指导下选择合适的治疗方案。激素虽然好，但不是每个人都可以服用，需要在医生的指导下科学地使用和密切地随访，用药之前进行详细的评估，用药之后定期体检，才能让治疗利益最大化，用药风险最小化。

当然，除了激素治疗以外，改善睡眠的途径还有很多，比如规律作息、适当运动以及改善睡眠环境。通常比较有用的办法有以下这些。

（1）调节生物钟：对于失眠患者，推荐晚上上床的时间是十点半，起床时间是五点半，养成上下床的固定时间。

（2）不午休：无论夜晚有无失眠，中午不要午休，因为保持清醒的时间越长，睡眠的动力就越大，越容易入睡。

（3）不要在床上做一些与睡眠无关的事情：比如躺在床上看手机、看电视、看书，等等，这些也会影响到睡眠。

（4）睡前两个小时要避免运动，不要吃得过饱，不要喝茶、喝咖啡。

（5）放松调节：可以用温水洗脸、洗脚，穿一些宽松的衣服，或者听一些柔和的音乐来放松调节，促进睡眠。

04/

我几年前中风过一次，现在恢复挺好的，能补充激素吗

可以补充激素，但需要专业医生进行评估后决定是否需要使用激素。

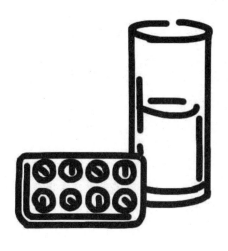

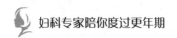

首先，我们来了解一下什么是中风。医学上称其为脑卒中或脑血管意外，是一种突然起病的脑血液循环障碍性疾病，表现出一次性或永久性脑功能障碍的症状和体征，脑卒中分为缺血性脑卒中和出血性脑卒中。

脑卒中的常见原因包括以下几方面。

（1）高血压：无论是出血性中风还是缺血性中风，高血压是最主要的危险因素。所以，通过降压药、低盐饮食等将血压逐渐降至140/90毫米汞柱以下非常重要。

（2）糖尿病。

（3）心脏疾病，尤其要防止心房颤动引起栓子脱落造成脑栓塞。

（4）血脂代谢紊乱。

（5）短暂性脑缺血发作，其本身是缺血性中风的一个类型，也可以是脑梗死的先兆或前驱症状，应及时治疗。

（6）吸烟与酗酒。

（7）肥胖、年龄和性别等。一般而言，女性中风发病率低于男性。

那么，脑卒中已经恢复，处在更年期能补充激素吗？

在《中国绝经管理与绝经激素治疗指南2023版》里，禁忌证提到了最近6个月内患活动性静脉或动脉血栓栓塞性疾病。也就是说，近半年内发生过血栓栓塞性缺血性脑卒中的情况，是暂时不能进行绝经激素治疗的。慎用情况包括：血栓形成倾向、偏头痛等。但慎用并非禁用，我们需要注意些什么呢？

所有绝经后女性开始绝经激素治疗前，均需对血栓形成的危险因素、血栓栓塞病史及家族史进行详细评估，具有阳性病史者建议专科就诊咨询，必要时行易栓症的相关筛查。

经皮雌激素的血栓风险显著低于口服雌激素。

先兆偏头痛是脑卒中的高危因素，血雌激素水平的波动与偏头痛的发作密切相关。治疗需个体化，选择最低有效剂量。

目前的研究数据表明：

年龄＜ 60 岁、绝经 10 年内且无心血管系统疾病的绝经期女性：启用绝经激素治疗不增加冠状动脉粥样硬化性心脏病和脑卒中的风险，而且能降低冠心病死亡率。

年龄≥ 60 岁、绝经超过 10 年的女性：绝经激素治疗增加冠心病和脑卒中风险，缺血性脑卒中发生风险可能轻度增加，但与出血性脑卒中无相关性。

总体来说，绝经激素治疗应个体化——权衡获益与风险。脑卒中已经恢复的情况下，如果有绝经激素治疗的需求和适应证，内分泌科医生会和神经内科医生共同评估来做出决策，让获益最大化，风险最小化。

05/

辅助治疗更年期疾病的保健品，听说含激素，敢吃吗？能吃吗

> 要看保健品中激素的成分、含量等，在医生的指导下适量服用。

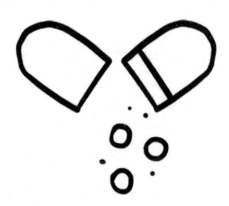

更年期的本质是卵巢功能衰退，雌激素水平降低。雌激素在人体内有很多的作用，可以让女性乳腺发育，月经来潮，孕育后代；使女性的毛发亮丽，皮肤光滑；能够强壮骨骼，调节脂肪的分布；预防血脂升高，预防心脑血管疾病；同时对精神神经也有一些调节作用，使女性的情绪、睡眠更好。

绝经激素治疗是以补充雌激素为核心的一种疗法，它是针对病因的治疗，也就是缺什么补什么，缺雌激素就要补充雌激素。同时绝经激素治疗可以明显地降低病死率，治疗效果非常好，是改善生活方式、饮食结构等都不能比的。绝经激素治疗的目标就是要消除围绝经期的症状，预防远期的危害，预防绝经引起的骨丢失，以及骨质疏松性骨折，改善血脂代谢，预防心脑血管疾病。

激素补充治疗之前要对患者进行评估，要排除用药禁忌证，能用再用，用药之后也要定期随访。所以雌、孕激素不能想吃就吃，要能吃再吃。

辅助治疗更年期疾病的保健品，听说含有激素，到底能不能吃呢？首先要看它的成分表里面有没有标明含有哪种激素、是什么成分、激素的含量是多少，如果有明确的标注，且体检没有明显异常，可以在医生的指导下适量吃，吃了以后一定要定期随访。如果没有标明激素的成分、含量等，最好不要吃，以免增加其他疾病的风险。

06/

我总是胸闷，能吃雌、孕激素吗

有一些情况下的胸闷患者是不适宜补充雌、孕激素的。

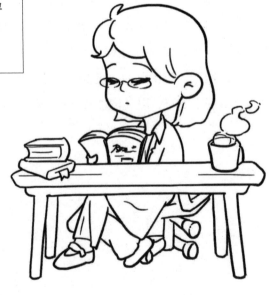

　　一提到女性更年期，往往给人的印象就是爱哭爱闹、睡不着觉，除了这些以外，还有些女性会出现莫名的胸闷气短、头晕心慌，很多人第一时间会联想到是不是患上了心血管疾病。在门诊就诊的很多患者就有这样的情况，患者觉得到了更年期，不仅月经紊乱，全身上下都不舒服，最主要的症状就是头晕、胸闷，碰上些不愉快的事情就发作得更加频繁，去医院检查发现血压、血脂都升高了，她们会发出这样的疑问：是不是更年期闹的？其实真的说对了，更年期乃至绝经后，女性心血管疾病的风险会急剧增加，流行病学调查显示，绝经后女性心血管疾病的死亡率位于所有疾病死亡率之首，占绝经后女性死亡原因的 30%。那么为什么会出现这种情况？更年期为什么会胸闷？为什么心血管疾病的风险会增加？

　　提到女性最有特征的激素，大家首先会想到雌激素，而雌激素除了会促进女性乳房发育、月经来潮、妊娠生育外，在全身各个系统都会产生作用，比如会让女性的皮肤水润光滑、骨骼强韧；使大脑运转迅速、记忆清楚；调节脂肪分布，保持身材良好。同时，对于心血管系统而言，雌激素能够调节血脂、血糖、血压，保持血管弹性，如同一把保护伞，起到预防心血管疾病的作用。

　　心血管疾病的最主要原因是血管壁的损伤和动脉粥样硬化、斑块形成，人体全身的动脉好比一条畅通无阻的高速公路，当路面发生破损，路上的土石垃圾越来越多，公路则不再平顺，严重时甚至会道路阻塞，人体就会出现动脉粥样硬化、斑块形成，进而导致高血压、冠心病、心肌梗死等心血管疾病的发生。高血脂、高血糖则是血管中这些土石垃圾的主要来源，是心血管疾病的罪魁祸首。在人体内血脂主要分为 4 大成分——胆固醇、甘油三酯、低密度脂蛋白和高密度脂蛋白，前三者是心血管疾病的促进因素，被称为"坏"胆固醇，高密度脂蛋白则是心血管疾病的保护因素，被称为"好"胆固醇。雌激素可以使血中"坏"胆固醇水平降低，"好"胆固醇水平升高，起到降低血脂、增加血管弹性、扩张血管、降低血压的作用，从而预防心血管疾病的发生。而高血糖是心血管疾病的另一个危险因素，大家都知道胰岛素是血糖"杀手"，雌激素会增加胰岛素敏感性，调节血糖，起到抗动脉粥样硬化的作用。

当女性进入更年期乃至绝经后，由于体内雌激素缺乏，失去对血脂、血糖的调节能力，以及对血管的保护功能，造成高血脂、高血糖、高血压，久而久之出现心脏冠状动脉粥样硬化，心脏供血不足等心血管疾病，临床上常表现为头晕、心慌、胸闷。既然这样，更年期补充雌激素是不是胸闷就会好，答案是肯定的，更年期女性补充雌激素后会使肝脏合成"好"胆固醇——高密度脂蛋白增加，降低血中"坏"胆固醇——低密度脂蛋白水平，起到降低血脂的作用。在血糖调节方面，雌激素一方面可以使肝脏合成性激素结合球蛋白增加，另一方面能够增加胰岛素敏感性，降低血糖。同样，雌激素还能够改善血管内皮细胞功能、抑制血管平滑肌增殖、促进内皮细胞释放一氧化氮（NO），起到增加血管壁弹性、扩张血管的作用。三方面综合作用下抑制高血脂、高血糖、高血压形成，降低心血管疾病风险。

既然雌激素这么优秀，是不是有胸闷症状的更年期女性都需要补充雌激素，应用时又有哪些注意事项呢？对于胸闷合并以下4种情况的人群适合应用雌、孕激素治疗。

（1）存在绝经相关症状，比如月经紊乱、潮热、出汗、心烦易怒、腰酸、乏力等，同时排除器质性疾病。

（2）存在绝经生殖泌尿综合征相关症状，比如阴道干涩、烧灼、刺激，尿频，尿急，排尿疼痛，反复泌尿系统感染等。

（3）存在骨质疏松症高危因素，低骨量，绝经后骨质疏松症及有骨折风险。

（4）过早的低雌激素状态：如早发性卵巢功能不全、下丘脑垂体性闭经以及手术绝经等。

具有以下情况的胸闷患者是不能应用雌、孕激素治疗的，包括已知或可疑妊娠、存在不明原因的阴道流血、已知或可疑患乳腺癌、已知或可疑患性激素依赖性恶性肿瘤、近 6 个月内患有活动性静脉 / 动脉血栓栓塞性疾病、严重肝肾功能不全。同时，对于合并有下列疾病的更年期胸闷女性，应用雌激素需要特别谨慎，比如子宫肌瘤、子宫内膜异位症及子宫腺肌病、子宫内膜增生病史，或有血栓形成倾向、胆石症、免疫系统疾病（系统性红斑狼疮、类风湿关节炎）、乳腺良性疾病（纤维瘤、脂肪坏死等）及乳腺癌家族史，或者存在癫痫、偏头痛、哮喘等疾病，或存在血卟啉症、耳硬化症，以及现患脑膜瘤，如果权衡利弊后需要应用，则在用药期间一定要对这些疾病进行严密的随访监测。

总体原则是：不建议没有更年期症状的女性仅为预防胸闷、心慌等心血管疾病症状而进行绝经激素治疗。因为目前的科学研究并没有证明雌激素单纯用于预防心血管疾病的明确获益。

雌激素对于防治心血管疾病的效果与起始用药的年龄密切相关，随着年龄的增加，血管壁损伤逐步加重，导致管壁粥样硬化、斑块形成。绝经早期应用雌、孕激素治疗，随年龄增长，血管壁损伤及斑块形成的速度明显减缓，但是如果在绝经晚期，也就是 65 岁以上才开始应用激素治疗，则会加重血管壁损伤，促进斑块形成，没有起到保护作用，甚至会加重原有的心血管疾病。这里就引出雌、孕激素治疗窗口期的概念，即在绝经 10 年内或 60 岁之前还没有发生动脉粥样硬化或斑块形成时早期应用，除了可以改善更年期症状外，还对预防心血管疾病有明确获益，一旦超出这个时期，则不建议常规应用。

此外，雌激素应用的剂量也是有讲究的，小剂量雌激素治疗对防治心血管疾病有效，而大剂量反而有害。对于有子宫的女性，为了防止子宫内膜病变，雌激素治疗的过程中需要同时添加孕激素，孕激素对心血管疾病多有不利，如果需要加用，建议使用天然孕激素，减少副作用。

值得注意的是，更年期激素治疗是一种医疗措施，任何药物都需要

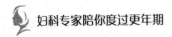

在医生的指导下应用，切勿对号入座自行应用。更年期是每个女性的必经阶段，除了药物外，更多的是需要注重身体健康的全面管理，包括每年体检、平衡饮食、合理运动，以及保持良好的心态。在此基础上，身体不舒服的时候积极寻求医生的帮助。愿每一位女性都能远离更年期心血管疾病，健康更年，幸福人生！

07/

绝经激素治疗能缓解高血压和糖尿病吗

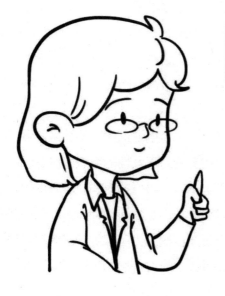

虽然高血压和糖尿病不是绝经激素治疗的禁忌证，但是在某些情况下，需要谨慎使用。

高血压本身不是绝经激素治疗的禁忌证。绝大多数专家都认为绝经激素治疗对血压的影响是中性的，但是在那些血压比较高，血压长期得不到良好控制的患者身上，绝经激素治疗开始之前，要高度警惕是否已经存在一些心血管病变。这时需要在内科医生的协助下共同治疗，在加强患者血压监测的同时，必要时给予降压药来稳定患者的血压。血压稳定的前提下，再开始绝经激素治疗，这样对患者最安全。

另外，糖尿病也不是绝经激素治疗的禁忌证，目前的研究结果表明，绝经激素治疗还有助于控制血糖。糖尿病的患者在绝经激素治疗前，要特别关注他们的心血管疾病情况。绝经后的女性是子宫内膜癌的高危人群，这个年龄段的女性，如果同时合并高血压和糖尿病的话，逐个危险因素累积的结果会增加子宫内膜不良病变的风险，所以在这些人身上进行绝经激素治疗前，一定要注意排除子宫内膜的不良病变。

虽然高血压和糖尿病不是绝经激素治疗的禁忌证，但是在某些情况下，需要谨慎使用。当存在严重的高血压和尚未控制的糖尿病时，这些患者随时可能出现生命危险，比如严重的高血压，长期控制不良，可能随时出现脑血管意外；长期不能良好控制的糖尿病会出现高血糖昏迷或者酮症酸中毒。当生命安全受到威胁的时候，当然要以抢救生命为主，要在血压和血糖控制良好的前提下，再开始使用绝经激素治疗。在高血压、糖尿病、绝经后的患者使用绝经激素治疗时更应该注意用药个体化，选择合适的药物和用药途径，比如高甘油三酯的患者适宜使用经皮涂抹的雌激素，这样可以降低血栓的风险。

女性之所以会绝经，是因为卵巢老了，也要"退休"了。当卵巢"退休"后，女性体内雌激素水平极低。雌激素对于女性的组织器官有保护性作用，但是当绝经之后，女性体内雌激素水平极低的时候，雌激素的这些保护性作用就会减弱甚至消失。绝经激素治疗是缺什么补什么，以补充雌激素为主，有子宫的女性还要加用孕激素，这是为了保护子宫内膜。雌激素通常口服给药，推荐使用天然的雌激素。合并肝胆功能障碍或者有血栓高危因素的患者，建议用经皮涂抹的雌激素，这样能够大大降低血栓形成的风险。对于单纯阴道干涩、性交痛或者萎缩性阴道炎等泌尿生殖道症状的绝经女性，可以采用经阴道塞的雌激素栓或者是雌激素软膏来缓解症状。有子宫的女性，要加用孕激素，通常采用口服天然或接近天然的孕激素，或是把带有高效孕激素的环放到宫腔里，直接作用子宫内膜。

绝经激素治疗是一种医疗措施，不是每个人都能用，也有适合开始使用的时机。作为一种医疗措施，绝经激素治疗不是任何问题都能解决，任何医疗措施都有它的局限性。绝经激素治疗也有它的适应证、禁忌证及慎用情况，这个应交给专科的医生来帮您判断。

08/

绝经激素治疗降低心血管疾病的风险表现在哪些方面

绝经激素治疗可以降低心血管疾病的发生率和死亡率，且能缓解绝经相关症状。

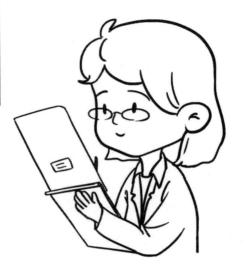

女性绝经后，雌激素水平下降，根据缺什么补什么的原则，给予外源性雌激素补充治疗，有助于调节血糖、血脂。当然，不同方案和用药途径对血糖、血脂代谢改善程度是不同的，但总体的效果都是改善。在窗口期开始使用绝经激素治疗，可以延缓血管病变。同时，大量的数据表明，窗口期开始使用绝经激素治疗可以降低心血管疾病的发生率和死亡率。

目前世界各国的绝经激素补充治疗指南都提出，建议每年一次全面体检，进行安全性评估。只要患者是获益大于风险的，就不再限制绝经激素治疗的具体使用年限，可以长期使用。但是如果安全性评估结果是风险大于获益，就要及时终止绝经激素治疗。

绝经是生理现象，它是心血管疾病的危险因素，我们无法逆转。但是如果在绝经后出现血压的波动、糖脂代谢的紊乱，以及绝经相关症状，经专业医生评估后，可以通过绝经激素补充治疗来得到有效的改善。对于合并高血压、糖尿病的患者，在使用绝经激素治疗时要特别注意用药的个体化问题。

09/

子宫肌瘤能吃激素
替代的药物吗

子宫肌瘤属于慎用激素情况，慎用并非禁用，可在医生的指导下确定应用激素的时机和方式，同时加强随访。

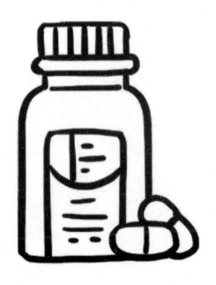

用雌、孕激素之前一定要问病史、做检查，结合病史及检查结果，排除用药禁忌证，符合适应证，就可以使用，而且激素补充应该越早开始越好，开始时间越早，受益越多，风险越小。另外，激素还有慎用情况，也就是在医生的指导下可以谨慎地使用，同时加强随访。慎用情况包括子宫肌瘤、子宫内膜异位症及子宫腺肌病、子宫内膜增生病史、血栓形成倾向、胆石症、癫痫、哮喘、偏头痛、免疫系统疾病（系统性红斑狼疮及类风湿关节炎）、血卟啉症、耳硬化症、现患脑膜瘤（禁用孕激素）、乳腺良性疾病及乳腺癌家族史。

《中国绝经管理与绝经激素治疗指南 2023 版》指出，子宫肌瘤属于慎用情况，慎用并非禁用，需要在医生的指导下确定应用激素的时机和方式，同时加强随访。绝经期女性肌瘤体积越小，肌瘤生长的风险也就越小。肌瘤的直径小于 3 厘米时，激素补充可以常规使用，所谓常规使用就是没有肌瘤的人怎么用，肌瘤患者就可以怎么用。如果肌瘤比较大，直径大于 5 厘米，建议先把肌瘤剔除掉或者行子宫切除术，然后再做激素补充治疗。肌瘤直径如果在 3~5 厘米之间，用雌、孕激素期间要加强随访，可以 3~6 个月做一次盆腔 B 超，看肌瘤有没有长大，如果长得特别大，那就不能用了，停药以后肌瘤还是会缩小的，不过这种长得很大的情况很少见。如果 B 超检查肌瘤基本上没有明显变化，或者生长速度缓慢，就可以继续用药，同时随访下去。

药物的选择是口服雌激素或者替勃龙，肌瘤生长的风险会比经皮雌激素小一些。

10/

吃了雌、孕激素，子宫肌瘤会长大吗

一般情况下不会有明显的长大。

一般情况下，口服雌、孕激素期间，子宫肌瘤不会有明显的长大，绝经期女性肌瘤的体积越小，生长的风险也就越小。另外，用药期间要加强随访，开始的时候可以每 3 个月做一次盆腔 B 超，看子宫肌瘤有没有长大，如果有特别明显的增大，那就说明不适用雌、孕激素，需要停药，停药后肌瘤会慢慢缩小，但是这种长得很大的情况非常少见，大部分人没有明显的长大，就可以继续用下去。以后可以延长随访的期限，比如可以半年查一次，如果肌瘤仍然没有明显变化，就可以一年查一次。

直径 5 厘米以上的子宫肌瘤，建议先做手术，把子宫肌瘤剔除掉或者行子宫切除术，然后再用激素，相对而言风险就非常小了。

11/

乳腺有结节，就不能吃激素了吗

事实并非如此。

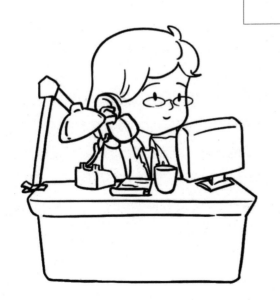

目前乳腺癌的病因尚不明确，相关危险因素包括年龄增长、家族史、生殖因素、激素刺激、生活方式等。数据显示，美国约97.4%的乳腺癌相关死亡发生在40岁以上。每天摄入35~44克酒精，乳腺癌风险增加32%；同时吸烟和饮酒的女性患乳腺癌的风险增加54%；18岁以后体重增加大于等于25千克的女性患乳腺癌的风险比保持体重者高45%……但是，绝经激素治疗所致乳腺癌的绝对风险＜0.1%/年，而且根据妇女健康倡议（WHI）的研究数据显示，绝经激素治疗的患者开始治疗后的5~7年期间乳腺癌风险并未增加，停止治疗后其风险将逐渐降低。

饮酒、肥胖等与乳腺癌的关系密切，所以健康的生活方式显得尤为重要。

开始绝经激素治疗前，以及治疗后的定期随访中，乳腺检查都是必需的。我们可以根据乳腺磁共振成像（MRI）的BI-RADS分类评估绝经激素治疗的可行性，1~2级可以进行绝经激素治疗；3级比如良性结节，也可以6个月随访；4级则要进行乳腺包块的活检，明确诊断，排除恶性病变，再决定是否能继续用药；5~6级考虑乳腺癌，暂不推荐绝经激素治疗。

平时影像检查提示的乳腺增生并非病理性改变，不是绝经激素治疗的禁忌证。

乳腺的良性结节，以及乳腺癌家族史，均不是绝经激素治疗的禁忌证，但需要加强随访观察。

已经确诊或者高度怀疑乳腺癌，这种情况是不能用绝经激素治疗的。

乳腺癌风险增加主要与雌激素治疗中加用合成孕激素具有相关性。与合成孕激素相比，微粒化黄体酮或地屈孕酮导致乳腺癌的风险可能更低。

总体来说，绝经激素治疗应个体化——权衡获益与风险。在窗口期（也就是60岁之前或者绝经10年内）开始绝经激素治疗时，有明确指征且无禁忌的绝经激素治疗获益很多而风险很低。

12/

原来有卵巢囊肿，已经治好了，再吃激素会不会复发呢

卵巢囊肿不是绝经激素治疗的禁忌证。部分卵巢囊肿患者术后更容易出现更年期症状，建议给予个体化绝经激素治疗。

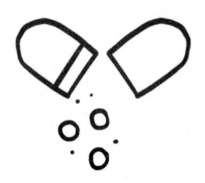

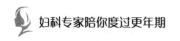

一、什么是卵巢囊肿

我们所说的卵巢囊肿，属于卵巢良性肿瘤，约占卵巢肿瘤的75%，多呈囊性，包括滤泡囊肿、黄体囊肿、巧克力囊肿等。

（1）功能性囊肿：也称为生理性囊肿，一般无需特殊处理。

（2）巧克力囊肿（子宫内膜异位囊肿）：是指子宫内膜组织异位在卵巢内，有痛经、不孕等表现。

（3）浆液性或黏液性上皮囊肿：属于卵巢上皮性囊肿，主要治疗方式为手术切除。

（4）畸胎瘤。

二、卵巢囊肿手术后，能吃更年期激素药吗

在《中国绝经管理与绝经激素治疗指南2023版》里，禁忌证只提到了已知或可疑患性激素依赖性恶性肿瘤，显然并不包括卵巢囊肿。在慎用情况里，提到了子宫内膜异位症，这就包括巧克力囊肿。但慎用并非禁用，严重子宫内膜异位症行子宫及双侧附件切除术后的患者，如需绝经激素治疗，建议使用雌、孕激素连续联合方案或替勃龙治疗至少2年后再改为单用雌激素治疗。子宫内膜异位症患者自然绝经后需绝经激素治疗时，建议使用雌、孕激素连续联合方案或替勃龙治疗，不建议使用序贯疗法，雌激素应使用最低有效剂量。

所以说，卵巢囊肿不是绝经激素治疗的禁忌证。部分卵巢囊肿患者术后更容易出现更年期症状，建议给予个体化绝经激素治疗。有明确指征且无禁忌的绝经激素治疗获益很多而风险很小。安全性问题取决于患者的年龄和绝经时限，其治疗必须是个体化和目标化的，因人而异。

13/

补充激素会长癌吗

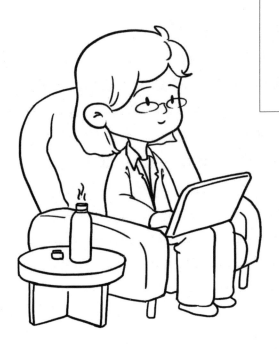

激素治疗补充量仅为生理分泌量的一小部分，并没有实质证据证明会增加患癌风险。

《中国绝经管理与绝经激素治疗指南 2023 版》指出，在有适应证、无禁忌证、绝经女性本人有通过绝经激素治疗改善生活质量的主观意愿前提下，尽早开始激素补充，可以明显改善潮热出汗、心悸失眠等症状，提高生活质量。而且在绝经早期补充可以有效地预防骨质疏松和心血管疾病，这已经成为大家的共识。

但很多女性仍不免心存疑虑，激素补充会不会致癌？

首先说说乳腺癌。饮酒、肥胖与乳腺癌的关系密切，所以健康的生活方式显得尤为重要。而激素补充所致乳腺癌的风险小，与合成孕激素相比，微粒化黄体酮或地屈孕酮导致乳腺癌的风险可能更低。而且根据妇女健康倡议（WHI）的研究数据显示，绝经激素治疗的患者开始治疗后的 5~7 年期间乳腺癌风险并未增加，停止治疗后其风险将逐渐降低。

其次，是子宫内膜癌。绝经后单纯补充雌激素会增加子宫内膜癌的风险，但加入足量及足疗程的孕激素（每个周期孕激素使用 10 天以上）就可以降低子宫内膜癌的风险。这也是女性绝经后明明缺的是雌激素，却要同时补充雌、孕激素的原因。

再者，宫颈癌和卵巢癌。现有的研究数据表明，绝经激素治疗并不增加宫颈癌的风险，和卵巢癌之间的关系并不明确。

还有目前发病率比较高的肺癌。不管是单用雌激素，还是雌、孕激素联合用药，都不增加肺癌的发病率。但如果接受绝经激素治疗的患者，同时也吸烟，那么肺癌风险则会明显增加。

消化道肿瘤方面，绝经激素治疗可降低结直肠癌发生风险；绝经激素治疗与肝细胞癌之间无明确相关性；绝经激素治疗可能降低胃癌发生的风险；绝经激素治疗是否增加胆囊癌、食管癌发生的风险目前仍有争议。

总体来说，绝经激素治疗应个体化——权衡获益与风险。在窗口期（也就是 60 岁之前或者绝经 10 年内）开始绝经激素治疗时，有明确指征且无禁忌的绝经激素治疗获益很多而风险很低。

14/

我好不容易保持的好身材，会因为吃激素长胖吗

更年期补充激素不仅不会让人长胖，而且可以帮助保持好身材。

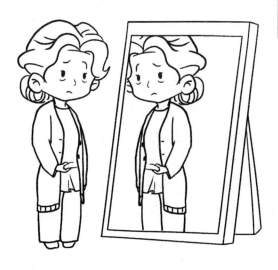

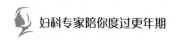

很多朋友一听到补充激素，就立马脑补长胖的画面，更年期服用激素到底会不会长胖呢？

首先我们来了解一下更年期为什么要补充激素以及补充激素对身体有什么好处。

更年期是由卵巢的自然衰老导致的，随着卵巢的衰老，体内分泌的激素水平下降，尤其是雌激素的下降会导致全身各个系统功能失调，对更年期女性身心产生一系列的不利影响，尤其是绝经后骨质疏松症和心血管疾病的发生，对老年人的直接影响就是致死致残，危害很大。也就是说，更年期虽不是病，但更年期要防病。

科学地补充激素是缓解更年期相关症状最核心有效的方法，因为它是针对病因的治疗。在更年期早期使用激素补充治疗，还能在一定程度上预防老年慢性疾病的发生。因此，进行全面的健康评估、明确适应证并且无禁忌证，在医生的指导下进行个体化的激素补充治疗对于更年期女性的健康而言是非常重要的。

但是，大家都非常关心的一个核心问题，就是补充激素到底会不会长胖。

其实我们身体里的激素种类非常多，按照激素的化学属性可以分为四类：第一种是肽类激素，比如胰岛素；第二种是氨基酸类的激素，比如甲状腺分泌的甲状腺激素；第三种是以多巴胺以及肾上腺素为代表的氨类激素；第四种是类固醇激素，类固醇激素最常见的有糖皮质激素、男性的睾酮和女性的孕酮等。这些激素对于维持机体各项功能具有非常重要的作用，所以在机体缺乏某些激素或者出于治疗疾病的需求等情况下，就需要额外补充相应的激素，补充的目的是维持身体的健康。在这些激素里确实有导致长胖的激素，就是前面提到的糖皮质激素。糖皮质激素对很多疾病有很好的治疗作用，但同时它也会产生一些副作用，比如大家关心的长胖问题，糖皮质激素会促进脂肪的异常分布，所以，长时间服用时，患者会出现满月脸、水牛背的表现。

更年期补充的激素是性激素，主要是雌激素和孕激素，主角是雌激素。雌、孕激素和糖皮质激素是完全不一样的激素，雌激素对女性身体有很多的好处，其中很重要的一个作用就是调节脂肪代谢，所以绝经后，雌激素水平下降是导致女性身材走样的原因之一。

因此，更年期补充激素不仅不会让人长胖，而且可以帮助您保持好身材。

除此以外，更年期的女性朋友要想拥有好身材，还需要保持合理的饮食、规律的运动、充足的睡眠以及良好的心态。

15/

更年期女性还想来月经，激素该怎么吃呢

可以用雌、孕激素周期序贯的方法，医生会根据具体情况选择合适的药物。

更年期激素补充治疗的目的并不是来月经，而是缓解近期症状，预防远期并发症比如骨质疏松、心血管疾病、阿尔茨海默病等。想来月经，就用来月经方案。

对于有子宫的人而言，绝经激素治疗有来月经方案，也有不来月经方案。来月经方案是使用雌、孕激素序贯治疗，先吃雌激素，14 天后除了雌激素外加服孕激素，该方案适用于绝经 1 年以内，或者绝经 1 年以上还想来月经者。不来月经方案是用雌、孕激素连续联合治疗，每天都吃雌激素和孕激素，或者是替勃龙，该方案适用于绝经 1 年以上者。

如果刚进入围绝经期，仅有月经紊乱，可以用孕激素调经，让月经规律。如果除了月经紊乱还出现了绝经症状，可以用雌、孕激素的周期序贯疗法，这样治疗除了规律地来月经外，还可以缓解近期症状，预防远期并发症。

如果绝经 1 年以上了还愿意来月经，可以用雌、孕激素周期序贯的方法，如果不愿意来月经，就用雌、孕激素连续联合的方法或者服用替勃龙。对于绝经超过 1 年的女性，建议用不来月经方案。如果还想来月经，那就和医生讲明自己的需求，选择雌、孕激素序贯治疗，医生会根据您的具体情况选择合适的药物。

16/

吃了激素也不来月经，是不是没效果

当然不是，更年期的问题远远不止是来不来月经的问题。

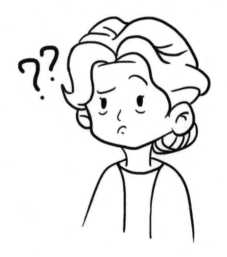

更年期激素治疗就是为了来月经吗？当然不是。

正常情况下，女性的生殖系统包括输卵管、卵巢、子宫和阴道。月经是指伴随着每个月卵巢排卵，卵巢激素相应变化而出现的子宫内膜的剥脱和出血，是女性生殖功能发育成熟的标志。也就是说，一个女性，有了规律的月经来潮，那她就具备了生育能力。

但到了更年期，月经就成了一本难念的经，一时欢喜一时愁：欢喜的是，月经终于来了，还好，没老没绝经；发愁的是，月经来了但不走，每天稀稀拉拉的浑身不舒服。好不容易月经不再乱来，但没有月经的日子也不好过，各种各样的不舒服困扰着更年期女性，她们失去的仅仅是月经吗？

伴随着更年期的到来，女性常常会出现忽冷忽热、情绪低落、抑郁失眠……还有一些隐藏的风险：随着雌激素水平下降，骨质丢失——骨折风险增加；绝经后心血管疾病的发病率明显增加；而且研究发现，老年性痴呆也和雌激素水平明显下降关系密切。所以，更年期的问题远远不止是来不来月经的问题！

为了缓解更年期的这些症状，降低更年期带来的上述风险，我们才有更年期激素治疗的需要。激素治疗的好处显而易见：可以明显改善更年期潮热出汗等症状；可以减少泌尿系感染，延缓生殖系统的衰老，让夫妻生活更和谐；最重要的是，更年期激素治疗可以延缓骨质丢失，降低骨折风险，可以使绝经后女性心血管疾病的发病率明显下降。一般而言，激素补充治疗 3~6 个月，更年期的症状就可以得到明显改善。

17/

吃药后感觉更年期症状好多了，是不是可以停药了

答案是否定的。

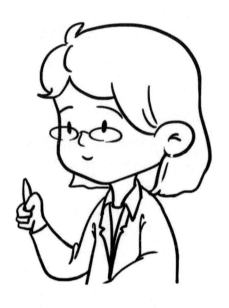

更年期产生的原因是什么呢？是卵巢"退休"了，不能再分泌雌、孕激素，低雌激素会导致身体出现各种各样的不适，比如月经紊乱、潮热盗汗、失眠、骨关节疼痛、阴道干涩、尿频尿急，等等，还会出现代谢异常、骨质疏松以及心血管疾病风险增加。卵巢功能一旦衰退是不可逆的，不能再恢复。

吃药后感觉好多了是因为吃了雌激素，使体内有一定的雌激素水平，这样才可以缓解更年期的各种不适，包括预防远期的并发症。停药之后，卵巢依然不会分泌雌、孕激素，体内雌激素又会降到低水平，不适的感觉就又会出现了，因此是不能停药的。

激素补充的目的就是缓解绝经相关症状，预防老年慢性疾病。老年慢性疾病的发生比如骨质疏松、冠心病、老年性痴呆等是我们更应该关注的问题。所以一定要坚持用药，不能症状改善了就停药，停药之后，症状又会出现，而且也起不到预防远期并发症的效果。